江戸の快眠法

――東洋医学で眠れるからだを作る

ブックデザイン：美柑和俊（MIKAN-DESIGN）

江戸の快眠法
——東洋医学で眠れるからだを作る

目次

第1章 わたしたちはなぜ、眠れないのか　11

1　**今までとは違うもうひとつの快眠法**　12

2　**江戸時代にも眠れない人はいた**　13

3　**東洋医学的快眠法を身につける前に知っておきたい基礎知識**　15

気は実在しない／経絡と古代の人体解剖

4　**東洋医学的な睡眠障害の原因**　19

生体リズムや自律神経と関係する陰陽の気の乱れ／体のさまざまな不快症状が睡眠障害と関係している／身もこころも疲れているのに眠れない

5　**健康的に生きるために、あきらめなければならないこと**　25

結果的に強くなることを目指す／三〇〇年間売れ続けている超ロングセラー健康本の著者に学ぶ健康的な生き方

6　**『最高の睡眠』を東洋医学から読み解く**　30

深部体温と睡眠、やはり陰虚内熱が原因だった／うつ熱に対処する方法／朝日を浴びられない都市に住む現代人／睡眠に良い食べ物、悪い食べ物を本草学的に考える／本草学的にカフェインを考える／眠りすぎると疲れる／理想の睡眠と関係する三つの問題／朝までぐっすりのかわりに、睡眠の質を上げる

第2章 江戸の快眠法 45

1 日本人の約7割が何らかの睡眠障害を抱え、4割が6時間未満の睡眠 46

2 江戸時代の家庭医学書に記載された睡眠の質を向上する方法 47

3 おやすみ呼吸体操のやり方 49

全体の流れ／術式解説／布団のかけ方／呼吸の数え方／それぞれの術式の回数の覚え方

4 寝付けない場合の流れ 61

三段階入眠法

5 夜の過ごし方 65

夕食の量が不眠と関わっていた／夕食後にすぐ横になったり、座りっぱなしにならず、軽めの活動をする／お酒の飲み過ぎによって睡眠に必要な体温の変化が乱れる／飲酒後の水分補給は温かいものを。冷水を飲むと浮腫みやすくなる／寝る前に怒らない／娯楽との向き合い方／江戸時代生まれのグローバルエリート新渡戸稲造の5分間黙思法／寝る前のブラッシングで滞りを解消／東洋医学的に考える就寝にベストな時間帯

6 起床後90秒でできる目覚めのルーティン 77

第3章 東洋医学で「眠れるからだ」に整える
——不定愁訴を改善する 79

1 **不定愁訴と睡眠** 80
2 **ツボと経絡** 81
3 **お灸のやり方・ツボの押し方** 84
お灸とツボの押し方の基本／台座付きワンタッチ灸の使い方／透熱灸とは／ツボの押し方の基本
4 **昭和初期の鍼灸学校教科書に記載される「養生灸」** 93
簡易版／養生灸フルバージョン／養生灸の頻度
5 **片頭痛持ちの鍼灸師が自分を実験台にして症状を克服した記録** 100
敗北感を味わいながら鎮痛薬を服用した日々／私の症状と頭痛のタイプ／そもそも片頭痛とは何かと考え、鍼治療の矛盾に気づく／先に患部へ鍼をして、その後末梢を刺激するようにする／期待に反してまた敗北／頭痛が悪化して吐くのを覚悟し、手順を守ってみる／足にはツボがたくさんあるので、色々と試す／ジョギングをして自分の体が腐っていたことに気づく／片頭痛のセルフケア
6 **頭痛と目の関係、首や肩の関係** 114
7 **自分で出来る眼精疲労・目の疲れ解消法** 114
目を閉じる／押し方／押す場所
8 **肩こりを改善する** 117
ペン1本とわずか3分でできる肩こりツボ解消法／

たったの3分で、場所を選ばず簡単にできる肩こりケアの方法／厳選された肩こりの「ツボ」を効率よく押す／効果の確認。ジワジワ効いてくるので、焦らずやりすぎないのがコツ／肩こりのお灸

9 腰痛を改善する 124

経絡を使った腰痛のセルフケア／腰と関係する経絡のお灸ツボ

10 自分でできる動悸の対処法、ドキドキを抑えるツボ 127

心血虚タイプはストレス性の動悸になりやすい／過労や更年期などによる腎の機能低下／腹部の滞りと動悸／動悸治療のお灸／応急処置的にツボを押す

11 胃をととのえて内臓の働きを改善する 132

胃は元気の源／胃が悪いと夏バテしやすくなる／胃をいたわる三箇条／胃が弱ると百病を生じる

12 悩み多き胃をととのえる 137

胃腸を調える基本のツボ／下痢治療のお灸

13 食事は五つの味をバランスよく 140

14 大豆食品の効能を江戸時代の文献より探る 142

大豆食品の効能／大豆イソフラボン摂取よりも大豆を食べることに意義がある

15 女性の悩みを改善する——瘀血のセルフチェックとお灸で婦人科の症状を改善 146

瘀血とは／どうして瘀血が発生するのか？／瘀血のセルフチェック方法／瘀血治療のお灸

16 更年期障害 153

更年期障害とは／東洋医学と更年期障害

17 人生一〇〇年時代を生き抜くための戦略としての養生法 156

第4章 季節のリズムを取り戻す方法 161

1 **春の不摂生が夏の体調不良の原因になる** 162
2 **季節の養生法の4つのポイント** 163
暮らし方／こころの使い方／衣服／食
3 **それぞれの季節の暮らし方――春** 168
春の暮らし方――朝の軽めの散歩をし、大汗をかくような運動はしない／
こころの使い方――江戸の流行語でこころを楽にすごす／
衣服――薄手のものの重ね着で調節し、下を厚く、上は薄く／食
4 **それぞれの季節の暮らし方――夏** 176
夏の暮らし方――夏は活動的に／こころの使い方――怒ると気が上昇する／衣服――汗とどうつきあうか／食
5 **それぞれの季節の暮らし方――秋** 186
秋の暮らし方――生活を徐々に落ち着かせる／こころの使い方――文化的な活動をしてこころを養う／
衣服――9月に入ったら膝から下を出す服装や、素足にサンダルを避ける／食／
「秋茄子は嫁に食わすな」を本草学的に考える
6 **それぞれの季節の暮らし方――冬** 194
冬の暮らし方／こころの使い方――イベントの多い季節でもマイペースに静かにすごす／
衣服――首を守って風邪予防／食

おわりに 217
参考文献一覧 222

第1章

わたしたちはなぜ、眠れないのか

1 ― 今までとは違うもうひとつの快眠法

とにかくよく眠れるようになりたい。そのためには何が必要だろうか。

眠ることそのものを目的とするのでしたら、睡眠薬等に頼る方法がありますが、できるだけ自然で、できるだけ健康的に眠りたいと思う方が多いはずです。

よい睡眠のために必要なことは、夕方以降カフェインを控えたり、入浴時間を調節したりと具体的な方法が睡眠関連の本ですでに紹介されていますが、東洋医学的な快眠法についてはご存じでしょうか。

東洋医学は西洋医学とは別の体系の、もうひとつの医学です。本書では、今までの西洋医学的な観点からの睡眠法ではなく、東洋医学の快眠法を第一のテーマとしています。

夜によく眠ることができれば、集中力や生産性があがるということは誰もが経験的に知っているでしょう。なぜよい眠りを求めるのかというと、日常をより快適に過ごしたいからです。快適に過ごすためには、睡眠はもちろん大事ですが、日頃から習慣的に体を整えることも大事なので、本書では快眠法だけでなく、さらに東洋医学独特のセルフケア法についても皆さまにご紹介し、より健康的に生きていただきたいと思っています。

それでは、東洋医学的な快眠法を身につけるために、まずは東洋医学的に考える睡眠障害の原因など最低限知っておきたい知識をご紹介します。

2 ― 江戸時代にも眠れない人はいた

東洋医学は、中国が発祥であるというのは知っている方も多いと思います。では、日本にはいつごろ伝わってきたのでしょうか。

東洋医学の日本への伝来は七〇一年の大宝律令にある医事制度の中に「針師」や「針博士」とみられることから、少なくとも中国との国交の始まった六世紀前半から七世紀までには入ってきていると考えられています。

中国発祥ではありますが、日本で古くから行われ、発展を遂げてきたので、すでに日本の伝統医学と言うこともできます。現代では東洋医学といえば漢方や鍼灸といった方法がよく知られているでしょう。

このように、日本においては飛鳥時代から江戸時代までは医学の主流として根付いていたわけですが、本書のテーマである睡眠についてお話しする前に、そもそも昔の人も現代人のように眠れなかったのかを探ってみましょう。

実は、睡眠障害に関しては、『素問《そもん》』という約二〇〇〇年前の鍼灸学書にすでに記載があり、近世では江戸時代の文献にもその症状と対処法が載せられています。

たとえば江戸前期の『鍼灸枢要《しんきゅうすうよう》』という本には「不得寐（眠ることができない）」という症状に対して使用すべきツボが列挙され、江戸後期の『鍼灸備要《しんきゅうびよう》』にも不眠に対する治療法の記載があります。また、過眠について言及しているのも興味深いところです。

つまり、睡眠障害は現代特有の症状というわけではなく、近代化される前である江戸時代にもみられたわけです。

また、古代の医学書を読むと、睡眠障害だけでなく、頭痛や、めまい、腰痛、胃腸の症状など、人類は今も昔も同じような症状に悩まされていたことがわかります。

ただ、同じ病気であっても、東洋と西洋では治療法や身体のとらえ方が違いますので、はじめに基礎知識として、私の専門分野である鍼灸と関係の深い「気」や「経絡」についてご説明します。

3 — 東洋医学的快眠法を身につける前に知っておきたい基礎知識

1◉気は実在しない

気とは、人体を構成する要素で、気が適切にめぐることで人の生命活動が営まれます。
実は、この気について最初に理解しておいてほしいことがあります。それは、気はほんとうにあるのかどうかという根本的な問題です。これについては、はっきり申しますと実在しません。

気は実在しないのです。

東洋医学は「気の医学」などとうたわれることもあり、東洋医学従事者である私の口からこのような言葉が出てきたことに驚かれたかもしれませんが、実際のところ現時点ではこれが気であるという実体の証明はなされていないのが現状です。

では、気とは一体何なのでしょうか。

それでもあえて説明させていただくと、やはり気は体を活動させている「何か」としか言いようがありません。

もう少しわかりやすく言い換えると、気とは実体のない「はたらき」です。

実は、肉眼で確認できる実体のない「はたらき」は日常にあふれていて、たとえば風には実体がありません。

風には目で見えるような実体はないけれども、そのはたらきのひとつとして、物を動かす作用があります。風そのものは見えなくても、気流を肌で感じたり、木の葉が揺らいでいるのを通じて、誰でも間接的に風の存在を知ることができます。

また、私たちが普段体感している気温にも肉眼で確認できるような実体はありませんが、気温が高ければ暖かく感じますし、低ければ寒く感じます。

これらのものは現代の科学を駆使すれば、視覚化することができます。風の動きも温度も画像化し、目で確認することができますし、数値として記録することもできます。ただ、気に関しては、そういったことがまだ実現していません。

最近では、スマートフォンなどに使われているワイヤレス充電の国際標準規格に「Q・i」と言う名前が付けられましたが、これは中国語で「気」のことを「q・i（チー）」と発音することが由来になっています。「気」という言葉が「肉眼では見えないはたらき」という意味で現代の最新技術の中でも使われているわけです。

とにかく、まず覚えておいていただきたいのは、東洋医学における気とは、体を循環して活動させている何らかのはたらきということです。

2◉経絡と古代の人体解剖

気と関係する用語として、経絡《けいらく》という言葉を聞いたことがあるという方はいらっしゃるかもしれません。経絡とは、気の流れるルートとして、体の各部位を連絡しあっている経脈と絡脈をまとめたもののことで、経脈には主な流れが一二本あると考えられています。

この経脈上に点在するのがいわゆるツボになります。ツボは専門用語的には経穴《けいけつ》と呼ばれていて、鍼やお灸などで刺激を与える治療点になります。

たとえば胃と関係する経脈上の経穴である足三里《あしさんり》を刺激すると、胃の動きが活発になったり、肩と関係する経穴を刺激することで肩凝りが緩和されたりといった現象が起こります。

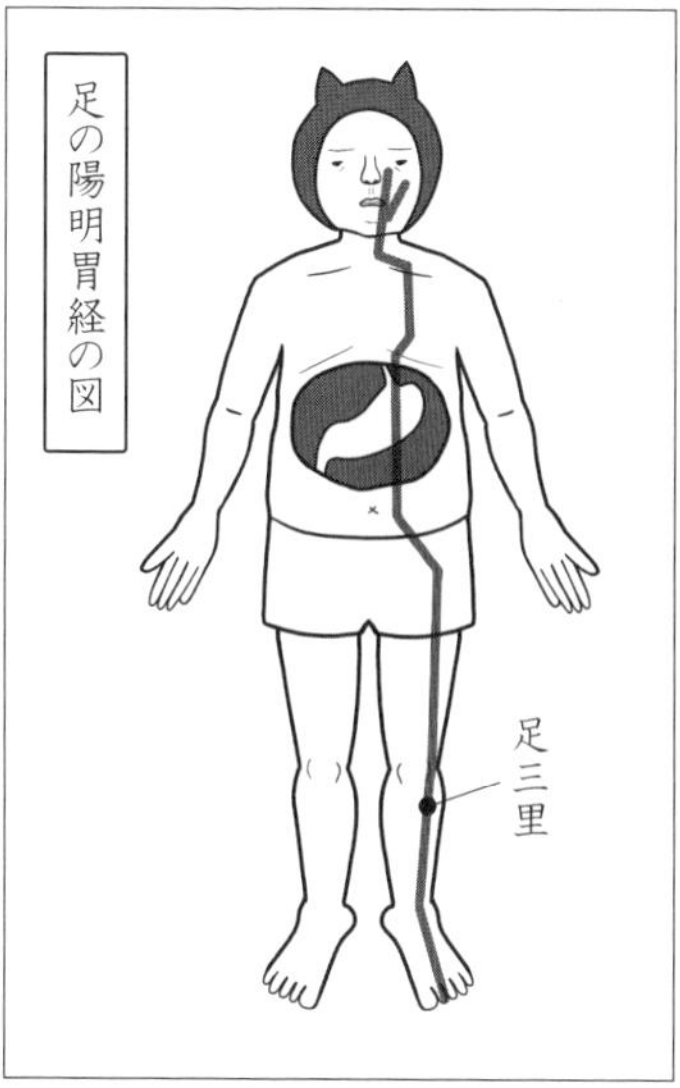

経絡図

そういった現象自体は臨床試験などを行っても確認ができるわけなのですが、この経絡に関しても実体はなく、いくら解剖してもみつけることはできていません。

実は人体解剖は古代中国でもすでに行われていたようで、後漢頃の作と考えられている『難経《なんぎょう》』という文献には、内臓の形状や重さや位置関係が記録されています。肝や腎といった内臓の名前も、もともとは東洋医学用語で、それがそのまま西洋医学用語として流用されています。

つまり、古代の人々は、解剖により気や経絡には実体がないのを理解した上で、現象そのものに注目して医療として利用し、発展させてきました。現代でもいまだに実体はつかめていませんが、経絡現象は確実にあるのだから合理性や実用性ということから使われています。

私のような臨床現場の人間の本音としては、そもそも実体があるかないかは重要なことではなく、気や経絡という働きがあると仮定して治療を行うと効果的なので、とりあえずその考え方を使っているという感じになります。

気や経絡がないということばかり言ってしまいましたが、東洋医学はその効果という面ではまったくのブラックボックスというわけではありません。たとえば鍼灸は基礎研究においてすでに知られている痛みの抑制以外にも、自律神経や免疫に対する作用など、さまざまな効果が明らかになっています。詳細は後述しますが、大規模な臨床試験も世界的に行われ、実際の臨床における有効性の証明もされるようになってきています。

4 ― 東洋医学的な睡眠障害の原因

気は「はたらき」であるということをご説明しましたが、気には色々な種類があり、東洋医学を本格的に理解しようとするとたくさんの用語を覚えなければなりません。ただ、本書ではあくまでも睡眠がテーマなので、ここからは睡眠を理解する上で必要な事項をできるだけ単純化してご紹介していきます。

1◉生体リズムや自律神経と関係する陰陽の気の乱れ

それでは、まずは生体リズムや自律神経と関係の深い「陰気《いんき》」と「陽気《ようき》」についてご説明しましょう。

まず、陰気についてですが、人体の内側をめぐり、主に内臓を養っている静的な気です。陽気はその逆で、体表をめぐり、気温の変化から身を守ったり、身体を動かしたりする動的な気です。

一日の気の動きでは、昼間は活動的にならないといけませんから、陽気が盛んになります。夜は身体を休めて内臓を養うために陰気が盛んになります。この考え方は西洋医学でいう自律神経と似ているとよく言われています。自律神経は、内臓等の自分の意思でコントロールできない器官を調整している神経のことで、交感神経と副交感神経の二つで構成されています。

それぞれの役割は車に例えられることもあり、交感神経はアクセルで、副交感神経がブレーキになります。両者が必要に応じてバランス良く働くことで、内臓は正常にその役割を果たすわけです。

この自律神経を陰陽の気にあてはめると、交感神経が陽気で、副交感神経が陰気に近い働きをもつと考えられます。

東洋医学的に考える不眠の大きな原因とし

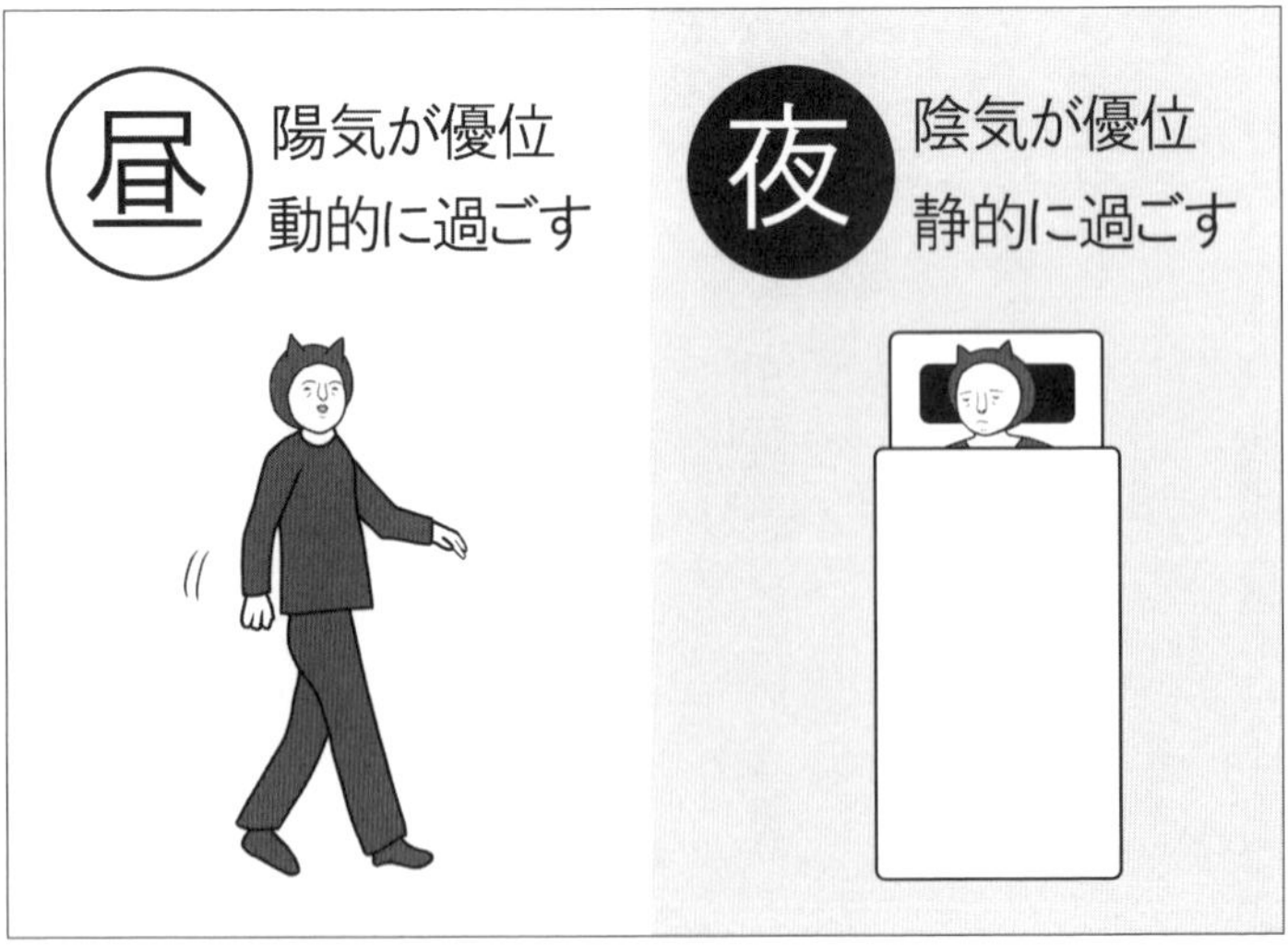

生体リズムと陰陽の図

て、この陰陽の気のバランスの不調和があげられますが、これに関しては『霊枢《れいすう》』という約二〇〇〇年前から伝わる中国古代の鍼灸専門書に記載されています。

『霊枢』という書名はオカルト風なあやしげな響きですが、もとは『九巻』や『鍼経』と呼ばれ、戦乱や政治的な問題を経て最終的に『霊枢』という名になっただけで、書名に深い意味はありません。

話を戻しますと、その『霊枢』には生体リズムと睡眠について、気は日中に陽をめぐり、夜に陰をめぐるとしています。さらに、睡眠に関して次のような記載もあります。

陽気が尽きて陰気が盛んになっていくと眠り、陰気が尽きて陽気が盛んになっていくと覚醒する。

（『霊枢』口問篇、筆者による意訳）

このように、睡眠時は陰気が盛んになるわけですが、逆に陰気が不足していると眠れなくなります。陰気の不足は東洋医学の専門用語では「陰虚《いんきょ》」といいます。では、陰虚の時、体はどのようになってしまうのでしょうか。

陽気は体を温める性質があり、陰気は熱を冷ます性質があります。そのため、この陰虚の状態になると体に熱をもつと考えられています。特に陰虚の場合は、体の深部の熱が高くなり、内熱と呼ばれます。

熱が内側にこもるため、体内の水分が失われやすく、口などの粘膜が渇いたり、便秘になりやすくなります。陰虚の便秘は、熱によって便の水分が奪われるので、便が硬くなるタイプのものです。また、陰虚の原因としては、過労が関係していると考えられています。

2◉体のさまざまな不快症状が睡眠障害と関係している

古い医学文献を読んでみると、動悸をはじめとした胸部の不快感を伴う睡眠障害や、睡眠とは関係なさそうな胃の不調が中途覚醒と関係があると考えられています。

胃と睡眠の関係については、スタンフォード大学に世界初の睡眠障害センターを設立したウィリアム・C・デメント博士の著書『ヒトはなぜ人生の3分の1も眠るのか?』(藤井留美訳、講談社)に、眠っている被験者の食道の下部に酸を数滴たらすだけで、自覚症状がないにもかかわらず覚醒するという実験が紹介されており、胃食道逆流症と中途覚醒の関連が指摘されています。

胃や胸部の不快症状以外にも、睡眠障害をお持ちの方の中には、身体的な不調をお持ちの方が多く、首や肩のこり、慢性頭痛、全身的な倦怠感や疲労感などがあげられます。

これらの症状がある場合、まず西洋医学的な検査をすることがほとんどだと思いますが、検査をしても具体的な異常が見つからないことがあり、不定愁訴と呼ばれています。

こういった原因不明の症状である不定愁訴に対しては、東洋医学が有効な場合があるため、鍼灸院や漢方外来などを受診する方が多くいらっしゃいますが、私の印象としても、不定愁訴のある方は睡眠に問題があるケースが多いように思えます。

ただ、実際のところ、睡眠の改善に伴って不定愁訴が緩和されていくケースと、不定愁訴が軽減されることでよく眠れるようになっていくケースがあるため、睡眠障害のせいで症状がでているのか、症状のせいで眠れないのかははっきりとはわかりません。ひとつだけ言えるとすると、どちらか一方の治療よりも両者を意識した全身的なバランスを調えるような治療が効果的です。不定愁訴に対する具体的なセルフケア法は第3章でご紹介しますが、ひとつの症状だけに注目せず、全体をみていくことが大切なわけです。

3◉身もこころも疲れているのに眠れない

夜遅くまで働くと、帰宅して眠りに就くまでの短い時間だけでは精神的な興奮状態がおさまらず、疲れているのになかなか寝付けなくなったりします。

定時に退社でき、帰宅後リラックスする余裕があればよいですが、日本では長時間労働や過重労働は社会問題にもなっており、個人の努力ではなかなか難しい現状があります。

独立行政法人労働政策研究・研修機構が行った国際労働比較2016によれば、先進七か国のうち、日本の長時間労働者の割合は二一・三パーセントとトップで、他の六か国の平均の約二倍となっているようです。

この、身もこころも疲れているのに眠れないという状態は、現代の私たち日本人だけでなく、実は昔の人も悩んでいたようで、中国明代の『医学六要《いがくりくよう》』という医学書には、次のような記載があります。

最近の人が夜宴に長時間参加したり、ストレスで精神的にも疲れた状態なのに、かえって眠ることができないのは、気が陽に留まりっぱなしだからである。（筆者による意訳）

先ほど陰気と陽気の一日の生体リズムをご説明しましたが、日中は活動と関係する陽気が盛んになり、夜は陰気が盛んな状態に切りかわって、休息モードになるのが通常の気の流れになります。

『医学六要』では、本来休むべき時間である日没以降に動き回っているから、陽気が優位な状態が続いてしまい、眠れないのだと指摘しています。さらに過度な精神的なストレスも陰気が優勢になることの邪魔をするので、眠れない原因になります。

精神的ストレスが強く、悩み事や考え事を続けていると、頭の方へ気がめぐったままの状態になります。健康的な状態を表す頭寒足熱《ずかんそくねつ》という四字熟語がありますが、精神的なストレスで頭がのぼせた状態は、その真逆の頭熱足寒の状態です。頭部に気が集中しているので、軽い興奮状態が続いているようなもので、この状態が治まらないと寝付きが大変悪くなり、眠りも浅くなってしまいます。

5 ― 健康的に生きるために、あきらめなければならないこと

1◉結果的に強くなることを目指す

身も心も疲れているとしても、働き方を好きなように調節できる人はあまりいないでしょうし、精神的なストレスは他者がからむことが多く、ストレスを避けることがそもそも無理な場合もあります。これらを解決するには、頑張ってストレスに負けない強い心を手に入れたり、思い切って環境を変えてしまうのが理想的でしょう。

しかし残念ながら、こういった理想の境地には実行力のある強い人のみが到達できるものです。身動きの取りづらい不利な環境にいて、しかもすでに弱っている方は、理想を目

指せば目指すほどつらくなってしまいます。
では、どうすればよいのでしょうか？　これからその方法をご提案したいと思いますが、この問題を解決するには、まず第一歩として根本的な考え方を変えなければなりません。

まずは、強くなろうとするのをやめましょう。

ネガティブな発想かもしれませんが、到達の難しい目標を掲げて心身をすり減らすよりも、実はこちらの方が健康的な考え方です。今よりもっと心身を強くすることや、もっと有利な環境に身をうつすことばかりを目指さず、自分の弱さをいかに支えていくかについて集中するということです。その方法として、東洋医学的な心身ともにケアできる養生法を身につけていただきたいと思っています。

健康的に生きることを目的とした本で、病気知らずの強い体を目指さないというのは、大きな矛盾があると自覚していますが、そもそも人間誰しも歳をとって、体は弱くなっていき、病気は運や体質も関わる、避けられないものです。

完全無欠の心身も手に入るのなら欲しいですが、心身の不調があるとき、そのつど軽めのうちに自分でケアができ、再び立ちあがれるとしたら、こんなに心強く安心できることはないのではないでしょうか。

強さを目指さないという意味で、一般的な健康法を解説する本とはだいぶ違う考え方になりますが、これはずっと弱いままでいるということではなく、結果的な強さを得るための手順です。では、結果的な強さというのは具体的にどういったものでしょうか。これについては江戸時代のある学者の人生を紹介しながらこれからご説明します。

2◉三〇〇年間売れ続けている超ロングセラー健康本の著者に学ぶ健康的な生き方

健康に関心のある方ならば、『養生訓《ようじょうくん》』という本の名前を一度は聞いたことがあると思います。江戸前期に発行された養生に関する書物で、現代にかけて何度も再版をかさねたベストセラーの健康本です。

著者の貝原益軒《かいばらえきけん》は、医学や本草学《ほんぞうがく》に精通し、自らも養生法を実践してなんと八五歳まで長生きしました。さぞかし健康な一生であったのだろうかと思いますが、実は違います。

貝原益軒の伝記である井上忠著『貝原益軒』(吉川弘文館)によれば、なんと生まれつき病弱で、健康上の問題を常に抱えており、本人も自分は若死にすると思っていたと言われています。また、日記をまめにつけており、現存するそれらの日記にはいつ体調を崩し、どういった治療を行ったかが詳細に記録されていたようです。

日記は数種類あり、三〇代の時のものである『寛文日記《かんぶんにっき》』には、風邪、頭痛、下痢、めまい、痔などにかなり頻繁に苦しんでいて、今日はどこにお灸を何個したとか、鍼治療をしてもらったことなどが記載されています。

最晩年の『用薬日記《ようやくにっき》』には、自身や病弱な妻の治療に用いた漢方の処方なども詳細に記録されていたようで、生涯を通じて養生法を駆使して過ごしていた事実を知ることができます。

そんな貝原益軒ですが、病弱なりに養生法を駆使してそこそこの健康を維持し、ただ長生きをしただけの人ではありません。そのすごい所は、なんと六〇歳以降に数十冊の本を執筆したところにあります。しかも『養生訓』は八三歳の時のものです。また、病弱ですが常に病に伏せていたわけではなく、旅行もよくしていたようで、多くの紀行文が残されています。

苦しみながら病人としてなんとか生き続けるというわけでなく、養生法や東洋医学を利用して、結果的には恐らく健康で丈夫な人よりも多くの成果を残し、生涯ほぼ現役で生き抜いたわけです。

実は私もそれほど体が強い方ではなく、頭痛やめまいや睡眠障害などの不定愁訴は一通り経験していますし、よく風邪もひいたりします。

東洋医学は病気の予防を最上の目的としていて、鍼灸師である私は普段から養生しているにもかかわらず時々体調を崩してしまい、その度に、病を未然に防げなかったと落ち込んでいましたが、この貝原益軒のエピソードを知って、少し救われた気がしました。

私の個人的な体験ですが、養生法をしても結局のところ体調は崩すのですが、何もしていなかった時と比べると、症状自体が軽めですみ、ほとんどの場合は自分でお灸をしたり、漢方薬を服用することでそのまま悪化もせずに治っていってしまいます。セルフケアをしても駄目な時は、鍼灸師仲間に治療をしてもらったりしていますが、気がつけば貝原益軒スタイルの健康管理法を行っていたわけです。

そのようなわけで、皆さんにも結果的な強さを得るために、まずは強くなることをきっぱりとあきらめていただこうというわけです。益軒が弱さに対処しながら健康な人よりも結果的に健康的に生きていたように、そもそも不可能である病や老いを克服しようとして消耗するのではなく、病気になっても軽めの状態で乗り切って、再び立ち上がる技術を身につけていきましょう。

最後に少し話がそれましたが、東洋医学的な睡眠障害の原因をいくつかご紹介しました。その中でも、陰虚や内熱という用語はキーワードとしてとりあえず覚えておいてください。

では、東洋医学中心のお話はひとまずここまでとします。次は西洋医学的な睡眠学を東洋医学で分析してみると、意外な共通点や面白い発見がありましたのでご紹介します。

6 『最高の睡眠』を東洋医学から読み解く

西洋医学的な睡眠研究に関する一般向けの本として本書の執筆時点で最も読まれているものは、二〇一七年に出版された『スタンフォード式　最高の睡眠』（西野精治著、サンマーク出版。以下『最高の睡眠』と略称）になるでしょう。皆さんもお読みになられたかもしれません。

『最高の睡眠』にある理論は、東洋医学的な観点からも共感できるところがたくさんあり、東洋医学ではわからなかった睡眠の秘密などもみられ、私も自分の睡眠を改善するために色々と助けられました。

東洋医学的な視点で読むとなかなか興味深い点が多々ありましたので、以下にご紹介します。

1◉深部体温と睡眠、やはり陰虚内熱が原因だった

『最高の睡眠』では皮膚体温と深部体温の変化が入眠と関係しているという解説がありました。

皮膚体温は手足の体温のことで、日中に低く、夜に高くなっていくようです。逆に深部体温は体の内部の温度のことで、日中に高く、夜に低下していきます。日中は皮膚体温が深部体温よりも最大で二度ほど高くなり、夜になると段々とその差が縮まっていきます。そして、皮膚体温があがり、深部体温が下がっていくと眠気が引き起こされるとのことです。

なかなか入眠できない方は、深部体温が高い状態で維持されてしまっていることが考えられ、この状態は前述した東洋医学的な不眠の原因である陰虚による内熱の状態に似ています。

深部体温を下げる方法として、足湯が紹介されていますが、これは足湯によって足先の血管が拡張することにより熱の放散が促されるからだそうです。実は足の方には睡眠障害に対して効果的なツボがいくつかあり、寝る前に自分で押したり、ドラッグストア等で売っている家庭用のワンタッチ型のお灸で温めたりします。これについては第2章でご紹介しますが、深部体温と内熱は意外な共通点でした。

2◉うつ熱に対処する方法

眠るためには熱放散をすることが大切なのですが、逆に熱をこもらせるような習慣は避けるべきで、たとえば靴下をはいて寝たり、電気毛布などの使用も見直すべきであるとのことでした。これは熱放散と真逆の状態の「うつ熱」が生じるためです。

また、脳の温度も入眠時に低くなるようで、通気性のよいそば殻の枕を使うことで脳の温度を下げる手助けになるなど、寝具についても触れられていました。

就寝時のうつ熱については、東洋医学でも同様に考えられており、中国の金元時代に活躍した名医の李東垣《りとうえん》がその著書の『脾胃論《ひいろん》』中で次のように言及しています。

夜眠るに安らかならざるは、衾《きん》厚く熱壅《よう》するが故なり。

（筆者による書き下し。「衾」は掛け布団のこと）

つまり、布団を厚くしすぎて、うつ熱が生じるために眠れないというわけです。原文ではうつ熱という表現ではなく、熱が壅するとしており、この壅という漢字には「つまる」「ふさがる」「堆積する」などの意味があります。『脾胃論』では、逆に布団が薄くて不安な場合は、適宜布団を加えて調節するように記載されており、睡眠時の体温管理が眠りと関係していることを指摘しています。

また、徳川家斉《いえなり》の侍医で、幕府直轄の医学館において多くの偉大な研究者を育てた多紀《たき》元簡《もとやす》という人物がいるのですが、その著書の『医賸《いしょう》』の中で、頭部は熱がこもりやすいので、寝るときは布団を頭からかぶってはならないと書いています。

また、『養生訓』には眠る時の姿勢についての記載もありますが、横向きに眠ると良いということが書かれています。この姿勢で眠る意義は色々とありますが、通気性やうつ熱という観点からみると、入眠前に横を向いて寝ることで、背中からの熱放散が促されるというわけです。

ただ、一晩中横を向いた姿勢で眠ると、首や腰の悪い方の症状を強くしてしまうことがあるので、入眠時に少し体が熱いと感じた時、布団を背中の上部あたりまでやや下げて、数分間だけ横を向いて熱を逃がすとよいでしょう。『養生訓』では横向きで眠ることを推奨していますが、夜に寝返りを打つ回数も記載されていて、

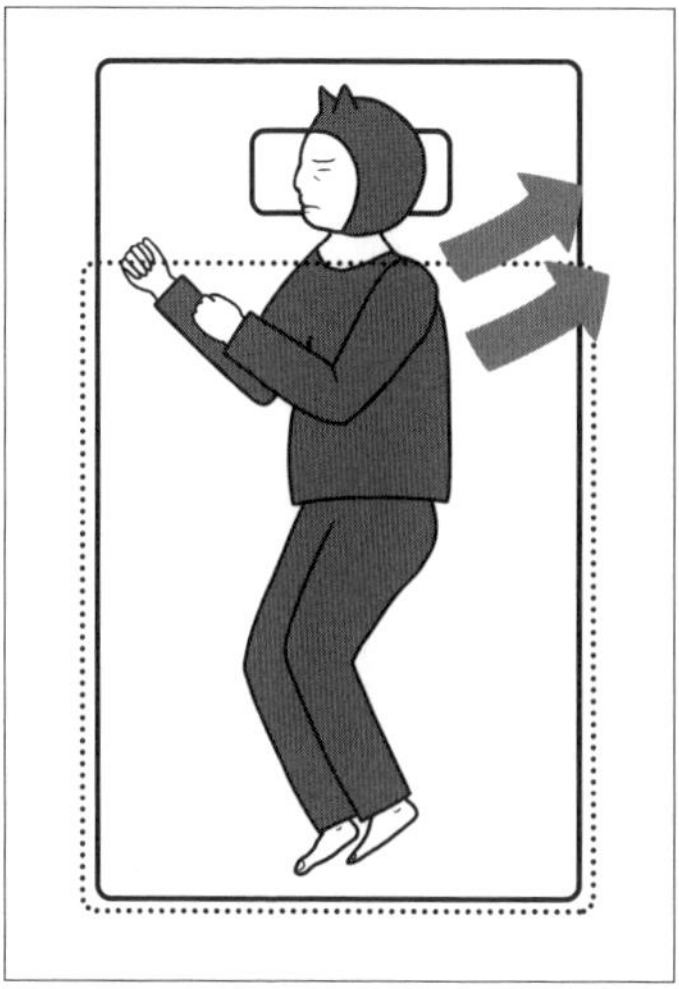
横向きで熱を逃すの図

五回程度が適当であるとしています。

また、エアコンのない時代の暖房器具として火鉢がありますが、『千金要方《せんきんようほう》』という中国唐代の医書では、この火鉢を睡眠時に頭部の方へ置いてはいけないとしています。理由はもうおわかりでしょうが、頭がのぼせてしまうからです。

温風の出るタイプの暖房器具は睡眠前に消さなくてはいけませんが、冬場に電気式のオイルヒーターを一晩中つけて眠たり、タイマー設定で明け方にスイッチを入れたりする方もいらっしゃるようなので、暖房器具を置く位置は足下にしましょう。

逆に、夏場は冷房をつけて眠るという方は多いと思いますが、東洋医学的には冷風が首周りにあたるとさまざまな体の不調の原因となると考えていますので、できるだけ直接風にあたらないような設定にしましょう。

3◉朝日を浴びられない都市に住む現代人

『最高の睡眠』には、眠りについてだけでなく、朝どうやってうまく覚醒するかについても書かれています。その覚醒のスイッチの筆頭として朝日を浴びることがあげられていましたが、これは光によって眠りを推進させるメラトニンの分泌が抑制されるからだそうです。

ただ、朝日を浴びるということは、住んでいる部屋の方角に影響を受けるので、日当たりの悪い部屋に住んでいる方には難しいかもしれません。特に集合住宅や高いビルの並ぶ都心部では、朝どこを歩いても日陰で、さらに地下鉄を利用して通勤する方などは、ほとんど日にあたらずに過ごすこともあるでしょう。

朝日を浴びていないという心当たりのある方は、朝に少しだけ余裕を持って家を出るようにし、職場の最寄り駅までついたら、少し遠回りになっても日のあたる場所を数分間歩くようにしましょう。必ずしも日光でないといけないということはないようですが、光の強さと手軽さでいえば日光に勝るものはありません。

光と覚醒について東洋医学的に考える前に、昔の人の生活を推測すると、現代人のように地下空間を移動する、また高層ビルのせいで日照がないということもなかったでしょうから、意識して光を浴びる必要はそれほどなかったのではないかと考えられます。

ただ、古代中国の鍼灸学書である『素問』では、春に早朝の散歩をすることを推奨しており、現存する日本最古の医学書である『医心方《いしんぽう》』では、中国の文献より朝に行う健康体操が引用されていて、その際は日が昇る方角の東を向いて行いなさいとあります。東洋医学においても朝日を浴びることに何らかの意義を見いだしていたのかもしれません。

4◉睡眠に良い食べ物、悪い食べ物を本草学的に考える

夜に深部体温を下げる方法として、『最高の睡眠』では体を冷やす性質のものを夕食に取るということが書かれていましたが、身近な食べ物として「冷やしトマト」が紹介され、南国では体温を下げるために「きゅうりジュース」を飲むということも紹介されていました。

では、東洋医学的に体を冷やす食材にはどういったものがあるでしょうか？　漢方の世界では、植物や動物、鉱物などを薬の材料にしますが、それらの薬効などを研究する学問を本草学といい、その知恵は本草書にまとめられて現代に伝わっています。

本草書には薬用の珍しいものばかりでなく、日常的に食べられている野菜や果物なども記載されており、たとえばきゅうりに関しては本草学的にみても冷やす性質があるとされています。他には豆腐や茄子や梨や柿なども冷やす性質がありますが、基本的にお腹も冷やしてしまうので、胃腸の弱い方はあまりたくさん食べ過ぎないように注意したいところです。

そもそも、東洋医学では陰虚の状態になると内熱を生じると考えており、陰虚が原因で、内熱がその結果になります。ということは熱をダイレクトに冷やすことばかり考えず、陰虚の状態を改善すれば良いわけで、陰虚を補う薬効のある食べ物で内熱の発生を防げば良

いわけです。

そこで、実際にスーパーなどで入手しやすい食材について、陰虚を補い、かつ体を冷やさない性質という二つの条件で本草書を調査してみると、寝付きの悪い方にいちばんよさそうな食材は山芋でした。

山芋については『証類本草《しょうるいほんぞう》』という本草書に「煩熱を除き、陰を強くす」と記載されていて、この「煩熱」は体の不快な熱感のことを指します。薬効として熱を除くとあるのですが、山芋そのものは体を温める食材となっており、陰虚を補って体を冷やさないという条件のそろった貴重な食材です。

本草学では動植物などを「上品」「中品」「下品」の三品に分類し、その中でも「上品」は健康の維持増進目的に日常的に服用してもよいものとされていますが、山芋はその上品にも分類されています。山芋の薬効は紹介した以外にもたくさんあり、美味しいだけでなく、実はすごく体によい食材なのです。調理に手間がかからないのもよいですね。

5◉本草学的にカフェインを考える

コーヒーやお茶に含まれるカフェインの覚醒作用は皆さんご存じだと思いますが、実は昔の人もお茶を飲むと眠気が覚めると知っていたようです。

たとえば、貝原益軒の本草書である『大和本草《やまとほんぞう》』を読むと、当時はお茶のことを「目覚まし草」と呼んでいたようですし、『証類本草』にはお茶の効用として「睡を少なくさせる」と記載されています。

また、明代の張介賓《ちょうかいひん》という医者が書いた『景岳全書《けいがくぜんしょ》』という医書に不眠についての章があるのですが、「濃いお茶を飲むと寝られなくなる」と記載され、濃くいれたお茶が入眠の妨げになると指摘されています。

よい眠りのためには夜はできればお茶を我慢する方がよいですが、夕食後のお茶は絶対に外せないという方は、薄めにいれるとよいでしょう。

6◉眠りすぎると疲れる

二〇分前後の短時間の仮眠が良いというのはご存じの方も多いと思いますが、『最高の睡眠』では、逆に一時間以上昼寝をする人は、昼寝しない人に比べて認知症の発症率が二倍になるというデータが紹介され、長時間の仮眠には注意が必要とのことです。

仮眠でたくさん寝過ぎることの害については、『千金要方』にも記載され、昼寝をすると「気を減らしてしまう」としています。今のように短時間の仮眠については言及されていませんが、長時間の仮眠は疲労回復どころか、逆に気を消耗してしまいます。

睡眠時間の長さに関しては、現代では成人の場合は一〇時間以上が非推奨となっていますが、昔の人も寝過ぎることに注意を払っていました。

たとえば『養生訓』では、多く眠ると気が停滞して病気になるとし、日没後すぐ寝るのではなく、夜が更けてから眠ることをすすめています。身分や経済状況によって違うでしょうが、昔は今ほど照明が手軽ではなかったでしょうから、今よりも寝る時間が早かったかもしれません。もし日の入りに寝て日の出とともに起きると仮定すると、夏の日の長い時は九時間で、冬の日の短い時は一四時間三〇分くらいの睡眠になりますから、昔の人は暗くなっても眠いのを少し我慢するくらいがちょうど良かったというわけです。

7◉理想の睡眠と関係する三つの問題

睡眠への意識の高まりは大変意義のあることだと思いますが、一方で睡眠と健康に関する知識が豊富であるがゆえに、理想的な睡眠がとれないことそのものが、大きな精神的なストレスとなってしまうこともあります。

理想的な睡眠とは、布団に入るとすぐに眠れ、朝まで必要なだけぐっすり眠れることです。誰しもこのように眠れればよいと考えますが、なかなかそうはいかないのが現状でしょう。では、実際に私たちは理想的な睡眠と大きく関わる、中途覚醒、入眠困難、睡眠時間の三つの問題をどのように考えていけばよいでしょうか。

●大人になると自然に増えていく中途覚醒

子どもの時のような朝まで連続した睡眠というのは誰もが憧れますが、大人になって歳を重ねるにつれて段々と寝付けなくなったり、中途覚醒は増えていってしまいます。

歳をとると中途覚醒しやすくなるのは昔の人も同じであったようで、『霊枢』営衛生会篇には、「老人になると熟睡できなくなるが、若い人は中途覚醒せずに眠れるのはどうしてなのだろう」と記載されており、朝までぐっすり眠れないことを老化現象としてとらえています。

もしかしたら、朝までぐっすり眠れなくなっていくことは正常な老化現象なので、それほど心配することはないのかもしれません。これに関しては『最高の睡眠』にも安心できるような内容が書いてありました。

どういった内容かを要約すると、睡眠は連続して朝までぐっすり眠れなくても、最初の九〇分を深く眠ることができれば、それだけでも効果的な睡眠になるということです。なぜかというと、この最初の九〇分に体の修復と大きく関係するグロースホルモンが最も多く分泌されるからのようです。

また、睡眠周期は一サイクル九〇分から一二〇分というのはどの睡眠本にも載っていることですが、夢をみて中途覚醒するというのは、睡眠周期を一サイクルこなせた証拠なので、夢をみて目がさめること自体はそれほど最悪なことではないという解説もありました。

つまり、中途覚醒後に再入眠がすんなりできるのであれば、それほど気にする必要はなさそうです。

●寝付きが悪くても焦らなくて大丈夫

寝付きの悪さに関しては、先にご紹介しました『ヒトはなぜ人生の3分の1も眠るのか?』に、通常の人は寝付くのに平均的に一五分かかると述べられており、逆に睡眠負債が多い方や、ナルコレプシーの方は布団に入って一瞬で眠れるとのことでした。睡眠負債とは、蓄積した睡眠不足のことです。

この本では、睡眠負債と寝付きに関係するデータとして、電灯やガス灯のない時代の生活を再現して、そこで暮らすことでどのような状態になるかを観察する実験が紹介されています。被験者たちは照明がなければ夜は真っ暗になるので、日没とともに寝て、日の出とともに起きる生活をするようになります。最初のうちは睡眠負債を解消するために、一二時間以上もの長時間眠ることができるのですが、四週間目には睡眠負債が解消されることで、七・五時間から九時間で覚醒するようになるとのことでした。

そして、面白いことに、睡眠負債が解消されていくと、寝付くまでの時間が長くなり、極端に睡眠負債が少ない状態の場合は、途中で目が覚めて、その後四時間も眠れないということもあったそうです。

つまり、寝付くのに少し時間がかかる程度の場合は、睡眠負債が少ない良い状態かもしれないわけです。また、少々の睡眠負債は眠りによい効果をもたらすようなので、毎日必ず決まった時間寝ないとだめだとか、すぐに眠れなくて焦ったりする必要はないわけです。

●睡眠時間は人それぞれなので気にしすぎない

睡眠時間については、二〇一五年にアメリカ国立睡眠財団が推奨時間を示しており、その推奨時間には今までにない特徴があります。それは、年齢ごとの睡眠時間の範囲に加えて、個人によっては問題のない睡眠時間が示され、この時間必ず寝なくてはいけないという絶対的な固定値がないことです。

たとえば、二六歳以上六四歳以下の方の場合、推奨時間としては七時間から九時間の範囲で、個人によっては六時間や一〇時間でもよいかもしれないとしています。逆に、非推奨時間は六時間以下と一〇時間以上となっておりはっきりしています。

年齢別の推奨・非推奨睡眠時間

年齢	推奨睡眠時間	一部の個人によっては適切	非推奨睡眠時間
0〜3か月	14〜17時間	11〜13時間、18〜19時間	11時間以下、19時間以上
4〜11か月	12〜15時間	10〜11時間、16〜18時間	10時間以下、18時間以上
1〜2歳	11〜14時間	9〜10時間、15〜16時間	9時間以下、16時間以上
3〜5歳	10〜13時間	8〜9時間、14時間	8時間以下、14時間以上
6〜13歳	9〜11時間	7〜8時間、12時間	7時間以下、12時間以上
14〜17歳	8〜10時間	7時間、11時間	7時間以下、11時間以上
18〜25歳	7〜9時間	6時間、10〜11時間	6時間以下、11時間以上
26〜64歳	7〜9時間	6時間、10時間	6時間以下、10時間以上
65歳以上	7〜8時間	5〜6時間、9時間	5時間以下、9時間以上

※アメリカ国立睡眠財団　2015年データより作成

睡眠は誰でも同じように一定の時間を寝なくてはいけないのではなく、二六歳から六四歳の方の場合は、非推奨睡眠時間外の六時間から一〇時間以内で、自分の感覚を信じてよく眠れたと思える時間を探すのがよいでしょう。他の年齢層の睡眠時間についでは表をご覧ください。

5◉朝までぐっすりのかわりに、睡眠の質を上げる方法を身につける

最後にもう一度まとめますと、推奨睡眠時間の範囲内で眠れていて、日中に極端な眠気がないのであれば、朝までぐっすりでなくてもなんとかなるわけです。睡眠不足の害を過度に恐れて、眠れないことそのものに大きなストレスを感じている方は、そのストレスの方が健康に悪影響を与えるかもしれません。

子どものころのような完璧な熟睡を追い求めて精神的に疲れてしまうのではなく、大人になると生理的に睡眠が途切れやすくなるのだと認識した上で、睡眠の質をいかに向上させてカバーしていくかに集中していきたいですね。

それでは、江戸の快眠法に行くまでの前置きがだいぶ長くなってしまいましたが、さっそく次章から睡眠の質を上げ、より深く眠る方法を学んでいきましょう。

第2章

江戸の快眠法

1 ―― 日本人の約7割が何らかの睡眠障害を抱え、4割が6時間未満の睡眠

厚生労働省が二〇一五年に報告した『国民健康・栄養調査』のデータによれば、成人の約四割が六時間未満の睡眠で、かなり多くの日本人が睡眠負債を抱えており、さらに現状、約七割が何らかの睡眠障害を抱えているようです。

こういった状況の中、前章では、睡眠時間については個人で解決できない環境的な要因があるので、せめて質の向上でカバーしていきましょうということをご提案しましたが、本章ではその具体的な方法として、新しいもうひとつの睡眠法である、東洋医学的な快眠法をご紹介していきます。

どんな健康法でもそうですが、継続することが大切です。

これから快眠法の筆頭として江戸時代の文献を参考にして考えた「おやすみ呼吸体操」をご紹介しますが、最初にこれをご紹介するのは、私の考えている継続しやすい健康法の条件をすべて満たしているからです。その条件は、簡単であること、時間を取られないこと、疲れていてもできることです。寝る直前に布団の上で短時間でできる方法なので、快眠法の基本として行ってみてください。

2 ― 江戸時代の家庭医学書に記載された睡眠の質を向上する方法

今からご紹介する「おやすみ呼吸体操」は、『病《びょう》家《か》須《す》知《ち》』という江戸後期の平野重誠《ひらのじゅうせい》という医師が書いた家庭医学書にある、寝る前に行う養生法を参考にしたものです。

『病家須知』にはさまざまな養生法が記載されていますが、どれも一般家庭で実践しやすく、しかも質の高いものばかりです。原書はくずし字で書かれていて難解なため、今まであまり表に出ることがなかったのですが、二〇〇六年に看護史研究会という研究グループによって解読がされたことで広く読まれるようになり、現代語訳された『病家須知』が出版された際には業界内では大変大きな話題を呼び、権威のある賞もいくつか受賞されまし

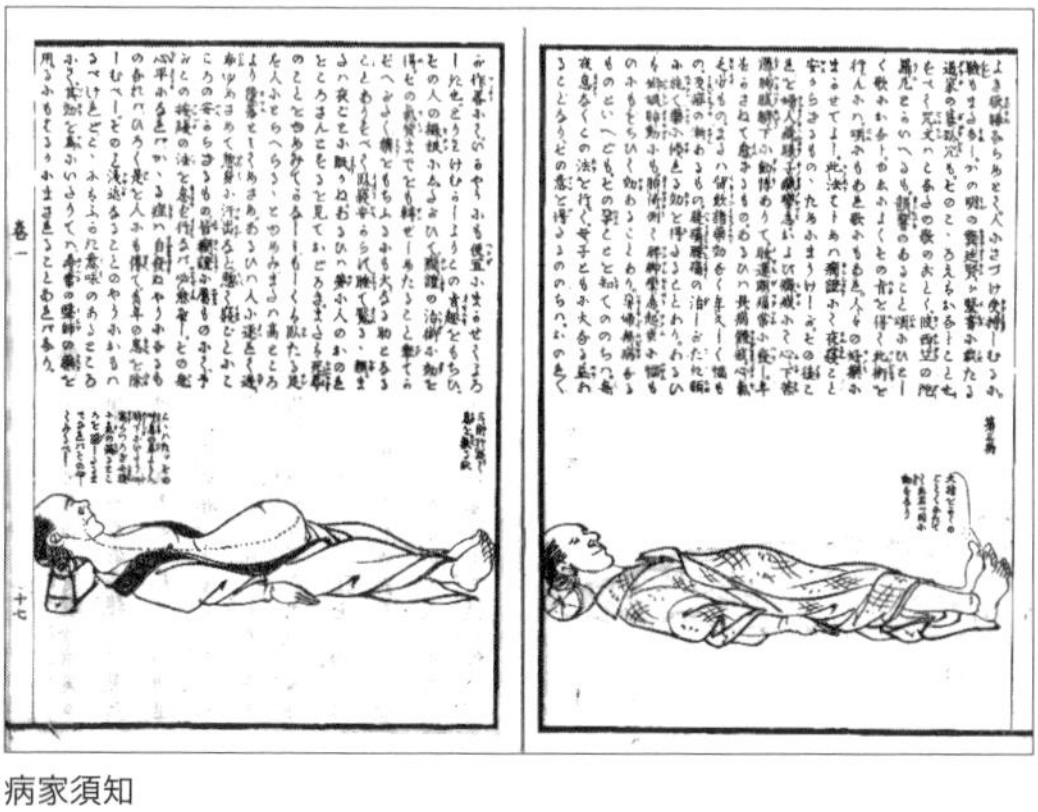

病家須知

た。

おやすみ呼吸体操は『病家須知』巻一の記載に基づいていますが、ここでは正確性よりも実用性を重視して、覚えやすいよう改良したものになっています。原書にある本来のやり方とは違う点がありますが、著者も以下のように説明して、要点をつかんでさえいれば自分のやり方でやってもよいとしています。


おのれおのれが作略にて、いかようにも便宜にまかせて宜しきなり。

（平野重誠『病家須知』巻一、小曽戸洋監修、中村篤彦監訳、看護史研究会翻刻・訳注、農山漁村文化協会）


オリジナルの方法を完全再現してみたい方は、現代語訳が出版されておりますので、ぜひお読みになってみてください。

我が家では毎日親子で寝る前に行っていますが、同居している方がいる場合は、ぜひ一緒に行ってみてください。ライフスキルのひとつとして、子どもに今のうちから心身を調える方法を教えておくのは将来的にもよいのではないかと思っています。おやすみ呼吸体操という少し子どもじみた呼び方をしているのも実はそのためです。

この方法は基本的には即時的に劇的な効果があるものではないので、六週間から八週間程度は根気よく続けてみましょう。それでは、早速やり方をご説明します。最初に全体の流れをご紹介し、その後にそれぞれの手順ごとのコツや解説を加えていきます。

3 ― おやすみ呼吸体操のやり方

1◉全体の流れ

●下準備

仰向けに寝て首や肩の力を抜き、目を閉じます。

●第一術：息を「吐く」ことに集中して五回呼吸

その後、息を吐くときの下腹がへこんでいく感覚に集中しながら、ゆっくりと五回呼吸します。呼吸は基本的に鼻から吸って口からゆっくり吐く腹式呼吸です。

●第二術：胸からおへその両わきあたりまでを五〇回さする
胸からおへその両わきあたりまでを上から下に軽く五〇回さすります。

●第三術：おへその両わきから太ももまでを二〇回さする
おへその両わきから手が無理なく届く範囲で太ももの上あたりまで軽く二〇回さすります。

●第四術：足の親指を二〇回ゆり動かす
足の親指を左右同時に上下に二〇回ゆり動かします。

●第五術：息を「吸う」ことに集中して二〇回呼吸
息を吸うときの下腹がふくらんでいく感覚に集中しながら、ゆっくりと二〇回呼吸します。

2◉術式解説

●下準備解説：首や肩の力を抜き、心を寝かせる
緊張の強い方は、無意識のうちに首や肩の力が入っていることが多いので、意識して力を抜きます。

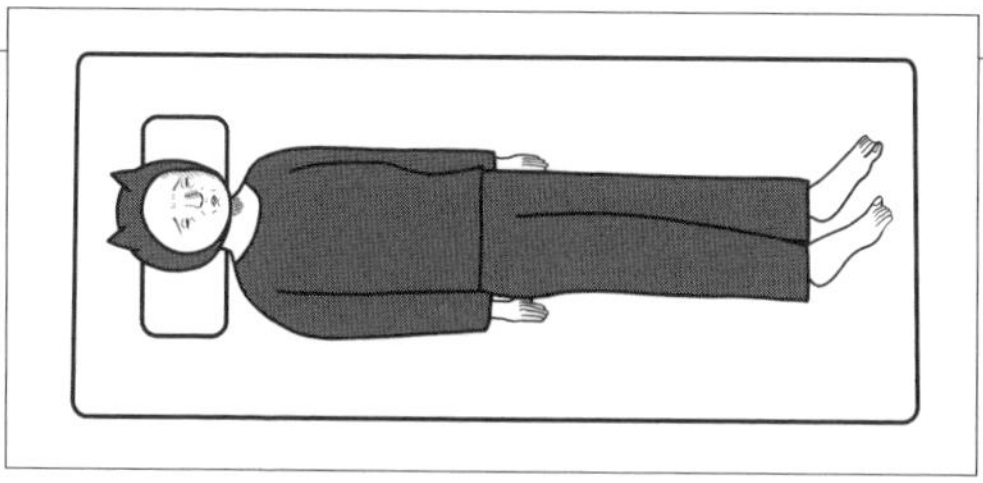

第一術：息を「吐く」ことに集中して5回呼吸

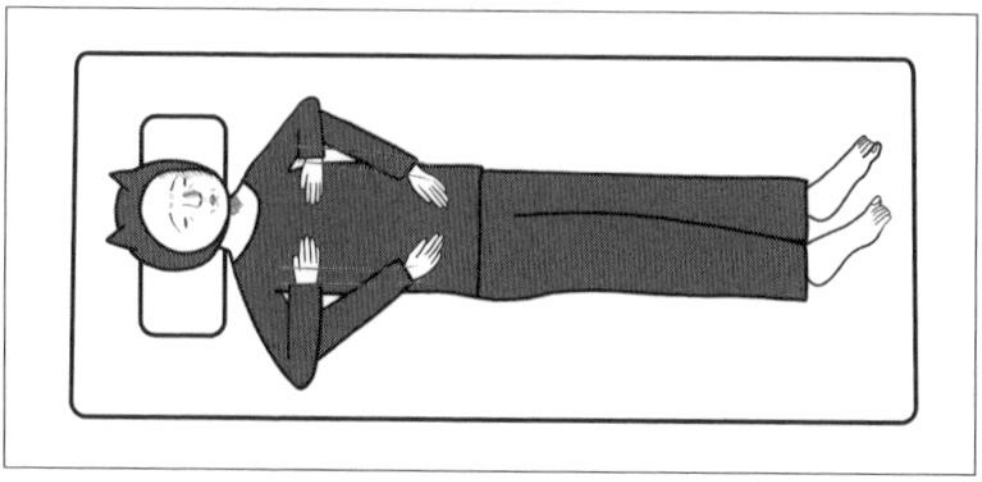

第二術：胸からおへその両わきあたりまでを五〇回さする

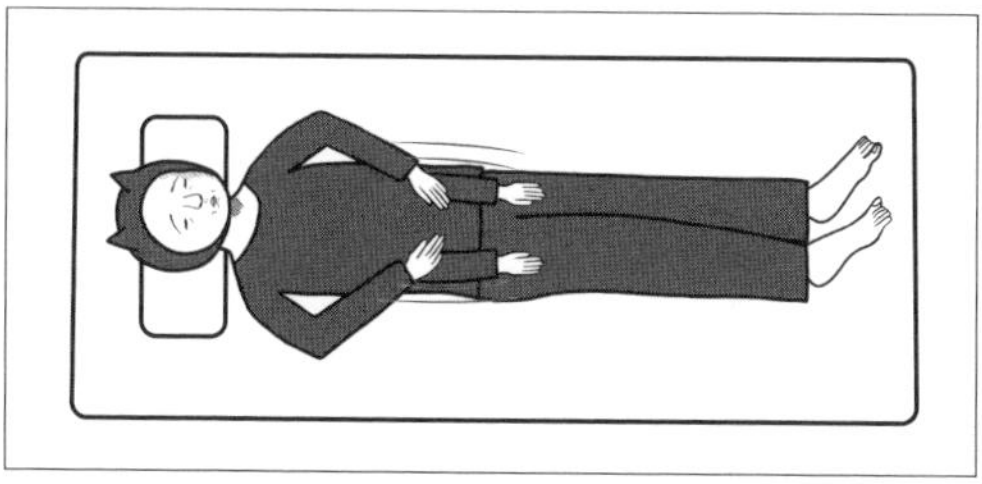

第三術：おへその両わきから太ももまでを二〇回さする

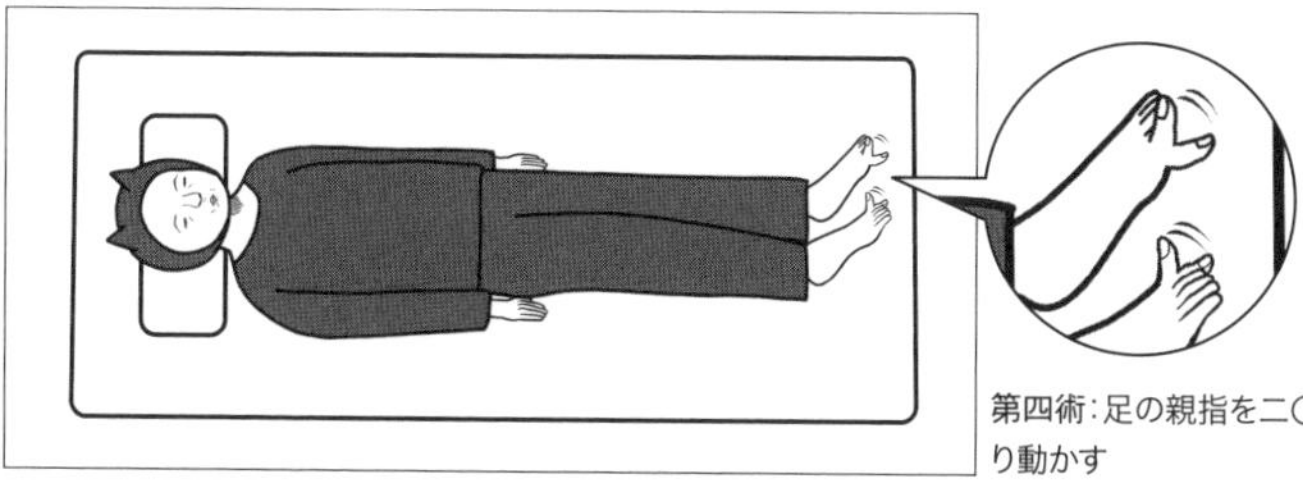

第四術：足の親指を二〇回ゆり動かす

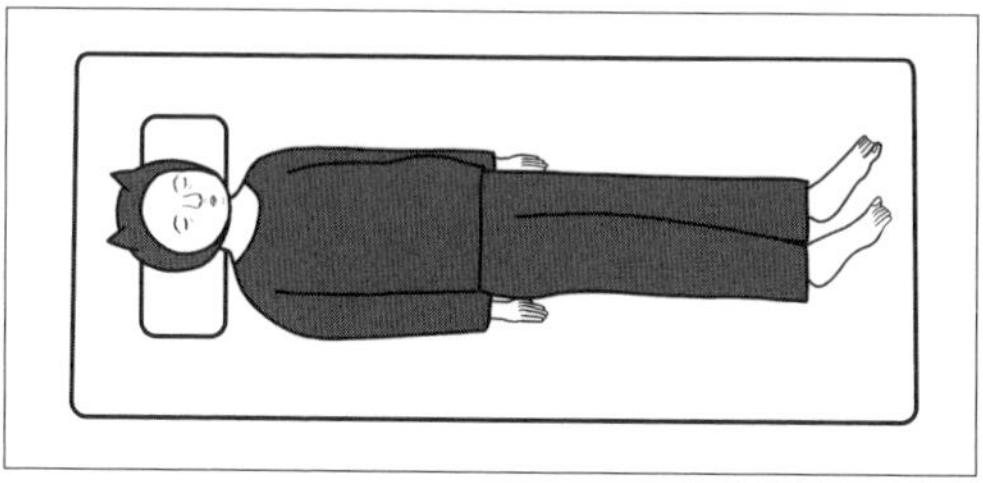

第五術：息を「吸う」ことに集中して二〇回呼吸

また、これから眠りにつくという時にまず大切なのは、心を落ち着かせることです。布団の中は物事をじっくり考える場所ではないので、何も考えずに横になります。『千金要方』には、睡眠の流れとして「まず心を寝かせ、その後に目を寝かせる」とありますが、落ち着いた後にそっと目を閉じるようにしましょう。

●第一術解説：息を吐くことに集中すると呼吸がスムーズになる

呼吸法のコツとしては、吸うことにばかり意識を向けるとかえって浅い呼吸になってしまうことが多いので、まずしっかり吐くことに集中します。体の中に空気を取り入れる容量は決まっていますから、しっかり吐かないと吸えないというのは当たり前のことですが、意識しないと意外とできていないことが多いです。呼吸法の説明で、古いものを吐いて、新しいものを入れるという意味の「吐古納新《とこのうしん》」という四字熟語がよく使われるのもそのためです。

緊張している時は呼吸が浅くなりやすいので、日中もストレスの強い方は息をしっかり吐くことを意識した深呼吸を時々するようにしましょう。

また、呼吸は無理をしてたくさん吸い込んだり、たくさん吐くのではなく、胸を傷めないように自然にまかせて行いましょう。腹式呼吸はそのうち自然とスムーズにできるようになります。

呼吸の方法にも実は色々な種類がありますが、基本としては鼻から吸って、口からゆっくりと時間をかけて吐いていきます。軽く口をすぼめると、自然と細くて長い呼吸になります。呼吸音が周囲に聞こえないくらいの静かな呼吸を意識してください。

●第二術・第三術解説：胃腸を調え、不安感を緩和する

胸の下部から腹部をさする方法は、食後に胃腸を調える方法としてさまざまな養生関係の書物で紹介されています。その中でも、宋代の養生書である『保生要録《ほせいようろく》』の中では眠る前の健康法として記載され、「乾浴《かんよく》」と呼ばれています。

また、第1章で胸部の不定愁訴が睡眠と関係していることに触れましたが、胸から腹部をさすることが、胸部の不快症状や、不安感を和らげるのに効果的です。

その際のコツですが、指と指の間は隙間

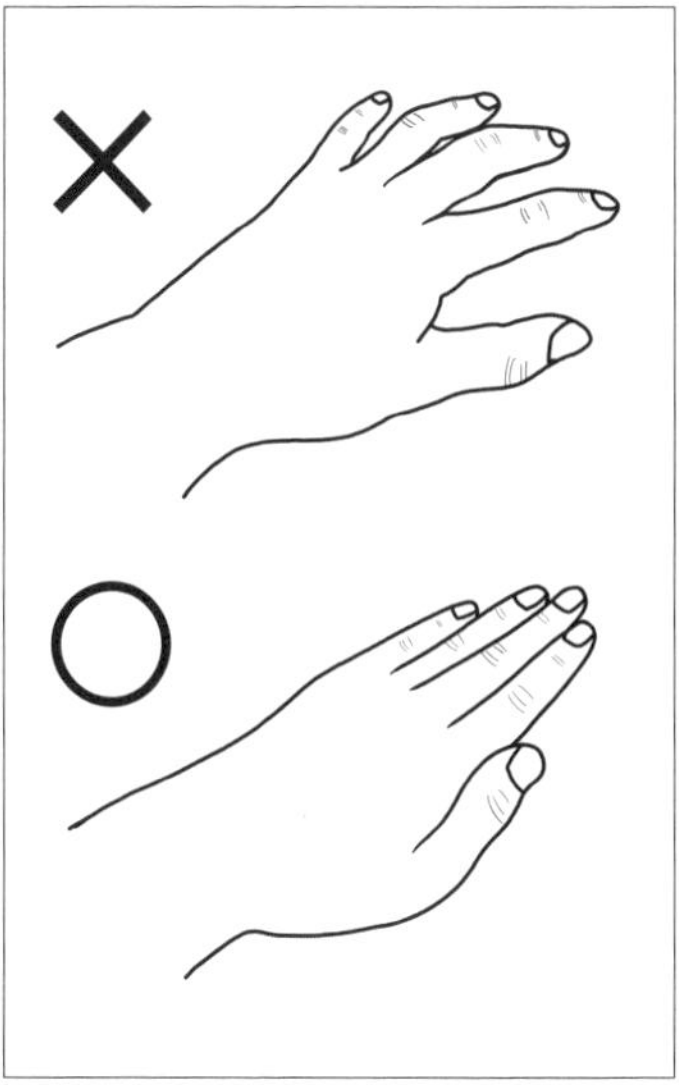

指の置き方

を空けず、胸の中央あたりに両手の指全体を軽く置き、そこを起点として手を密着させながらじっくりと下へ向かってさすります。

また、肘を支点にして肘から先を動かす感じにすると力を入れずに楽にできます。肩や肘などの関節に痛みなどのある方は、影響の出ない範囲で調節して行ってみてください。

●第四術解説：経脈を刺激し、のぼせ感や冷えを改善する

足の親指を動かすことに関しては、『養生訓』にも見られ、効用として「気を下げる」ということが書かれています。これに似た方法として、隋代の『諸病源候論《しょびょうげんこうろん》』にも、足の冷えや、上った気を下げる方法として、足の親指を後ろにそらせるストレッチや、足関節全体を動かす方法が記載されていますが、貝原益軒は『諸病源候論』にある方法を参考にしていたのかもしれません。

また、親指は胃腸やのぼせに関係している経脈の起点になっており、足の親指を動かすだけという地味な運動ですが、実は睡眠と大きく関わっているというわけです。この第四術は同じく江戸初期の医師で、貝原益軒の儒学の弟子である香月牛山《かつきぎゅうざん》が書いた養生書の中にも受け継がれています。江戸後期の『病家須知』がその影響を受けていたかは定かではありませんが、江戸時代を通して淘汰されずに残った効果的な方法であるということが

言えるでしょう。

親指を動かすときに他の指が一緒に動いてしまう場合は、気にせずに他の指も動かしてもかまいません。

●第五術解説：江戸流マインドフルネス

第五術では、ひたすら呼吸に意識を向けます。第一術では息を吐く時のお腹のへこんでいく感覚に集中していきましたが、第五術では、息を吸う時に下腹が膨らんでいく感覚に集中します。これは丹田《たんでん》呼吸法《こきゅうほう》といわれる、へその下あたりに空気を送り込むようなイメージで行う腹式呼吸です。

実はこの呼吸法が、現在世界的に流行しています。マインドフルネス瞑想というもので、丹田呼吸や横隔膜呼吸とも呼ばれる腹式呼吸を基本とした、精神を安定させる方法はお聞きになったことのある方も多いかと思います。

瞑想というと宗教じみた神秘的なイメージがありますが、マインドフルネス瞑想は、宗教性や神秘主義を排除した、科学的に整理されたもので、こころと体の健康のためのトレーニング法といった感じです。その方法も瞑想という言葉から想像される重たいものではなく、誰でも日常的に手軽に行えるものです。家でひとりででき、頭を丸めたり、山林にある道場に引きこもる必要はありません。

　現在ではグーグルをはじめとした世界の最先端の大手企業や大学などで、マインドフルネスという、今この瞬間に意識を集中する状態が重要視されており、その手段のひとつとして、グーグルが開発したＳＩＹ（Search Inside Yourself）というマインドフルネス瞑想を取り入れた教育プログラムが採用されているようです。

　では、なぜ瞑想といった古い時代の東洋思想から発祥したものが、最先端のテクノロジー企業で行われているかというと、これによって、情動がコントロールされてストレスが軽減できたり、ＥＱ（情動的知能）が高まることで顧客や社員間での良好な人間関係を築きやすくなり、仕事の成果があがりやすくなるからだそうです。

　また、マインドフルネスの草分け的な存在である、マサチューセッツ大学医学部名誉教授のＪ・カバットジンの著書で、ロングセラーとなっている『マインドフルネスストレス低減法』（春木豊訳、北大路書房）では、マインドフルネス瞑想の具体的な方法に加え、科学的な効果の証明として、皮膚病や、痛みの症状などに対する瞑想群と通常治療群の比較試験も紹介され、今後もこういった研究が増えていくことが期待されています。

　このように、世界的な流行となっているマインドフルネス瞑想ですが、実は『病家須知』のこの呼吸法も、もともとは睡眠の改善のみを目的としたものではなく、著者の平野重誠はストレスや精神が関係している病にこの呼吸法が効果的であると説明しています。

精神的なストレスは他者との関係や、過去への後悔や、未来への不安からくることが多いわけですが、こういったストレスの強い時は、無意識のうちに今のこの場とは関係のない過去や未来、他人の事にいつも頭の中が支配されていて、リラックスできていない状態になっています。さらに現代人は過度な娯楽によって常に気が散ったり、軽い興奮状態が継続しがちです。せめて寝る前だけでも、こういった技法を駆使して、純粋に今のこの場、この時に集中し、色々な事でよどんでいる頭の中をすっきりとさせましょう。

3◉布団のかけ方

おやすみ呼吸体操は布団の上で行うため、途中で寝落ちしてしまう方も時々いらっしゃるようです。布団をかけずに寝てしまうと、特に冬場は体を冷やしてしまいますので、体操時の布団のかけ方をご説明します。

●第一術から第三術まで

体をさする時に布団をかけているとやはり邪魔になってしまうので、第一術から第三術までの間は、膝のあたりまで布団をさげて行います。第三術が終わったら、そのまま布団を肩の少し上辺りまでかけます。

布団は耳の辺りまで覆うと熱気がこもって寝付きが悪くなることがあるので、あまり深くかぶらないようにしましょう。極端に冷気の強い部屋の場合はある程度布団を深くかぶるのはしかたがないですが、寝室はできるだけすきま風などをなくし、布団の位置も北側の壁際を避けるなどして冷気を防ぎましょう。

●第四術

親指を動かす運動なので、布団から足首から下を少しだして行います。終了後にすぐに布団のなかに足をしまいましょう。

●第五術

首から下に布団をしっかりとかけて、いつ寝落ちしてもいい状態で呼吸をします。

4◉呼吸の数え方

呼吸法をする際はふだんよりも長い呼吸をして、しかもうとうとしながらなので、途中でいくつ数えたのかわからなくなることがあり、数え方を聞かれることがあります。

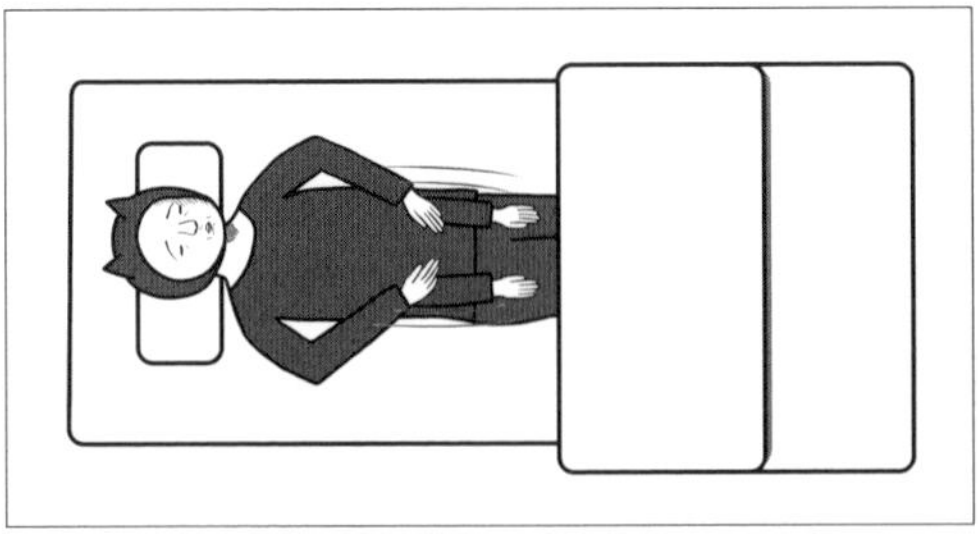

布団のかけ方：第一術から第三術まで

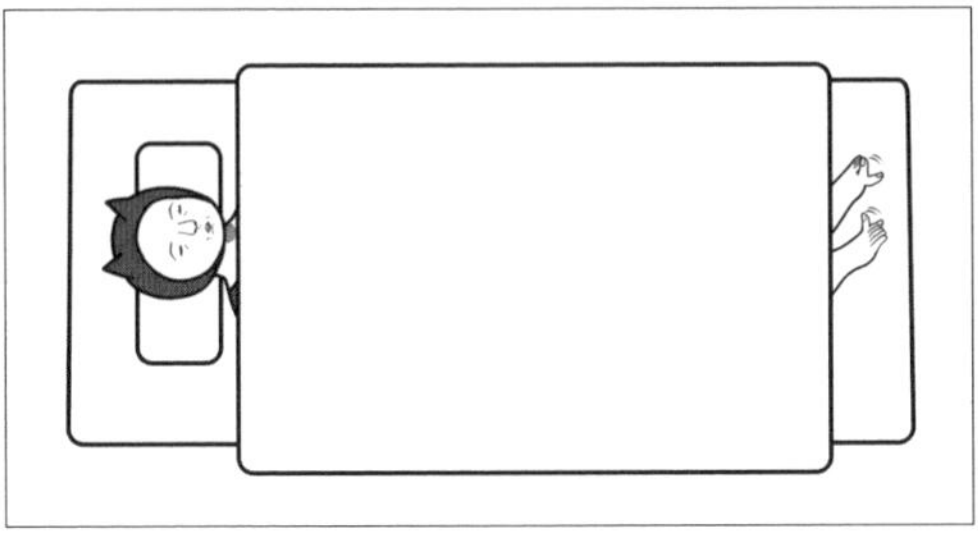

布団のかけ方：第四術

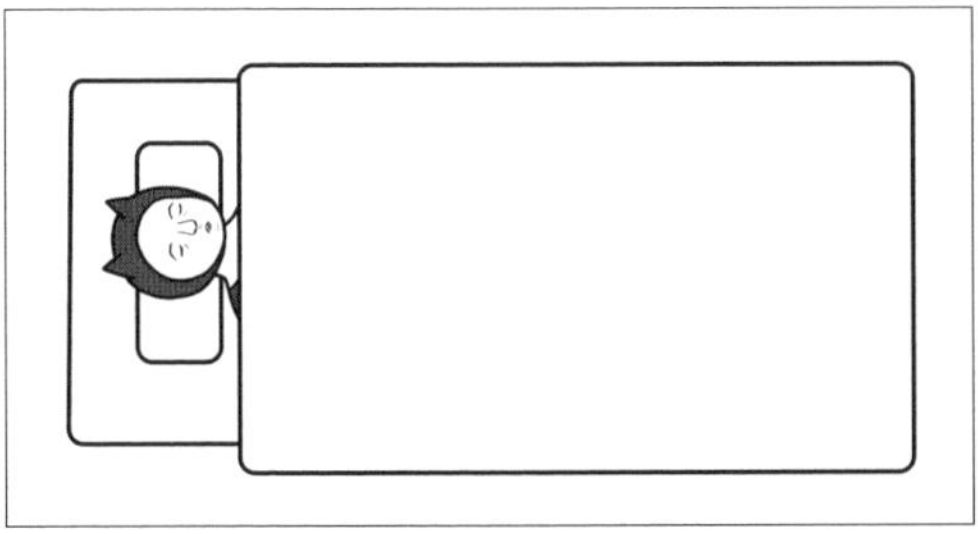

布団のかけ方：第五術

呼吸はもちろん声に出さずに数えるわけですが、私の場合は頭の中で、呼吸に合わせて語尾を伸ばして数えています。たとえば「一」の場合は、吸うときに「いー」と言い、吐くときに「ちー」という感じで、「いーちー」「にーいー」とカウントしていきます。

他の方法ですと、吸うときも吐く時も同じ数字で数えていく方法で、吸うときに「いーち」と数え、吐く時も「いーち」と数えます。次に吸うときに「にーい」と数え、吐くときも「にーい」と数えていきます。

また、呼吸すべき回数を二倍にして、そのまま順に数えていくというのも簡単です。五回の呼吸の場合は、倍の一〇数えるわけですが、吸うときに「いち」と数え、吐くときに「に」と数え、また吸うときに「さん」といった感じで一〇まで数えていきます。

5◉それぞれの術式の回数の覚え方

おやすみ呼吸体操は最初のうちはそれぞれの動作の回数などを覚えられなくて、少しだけめんどうかもしれませんが、記憶しやすいように回数をきりのよい数字にしてあります。以下をご覧ください。

第一術……五回

第二術……五〇回
第三術……二〇回
第四術……二〇回
第五術……二〇回

第一術と第二術以外は二〇回にしてありますので、「五‐五〇‐二〇」と数字を三つだけ覚えておくとよいでしょう。

4　寝付けない場合の流れ

おやすみ呼吸体操は基本的には寝付きをよくするというよりも、心身を落ち着かせ、深く眠るためのものなので、寝付きが悪い場合は次にご紹介する三段階入眠法をお試しください。

眠れないとつい時計を見てしまいますが、時計を見ると反射的に朝までの時間を計算してしまい、頭が冴えてきますので、時計は見ないようにしましょう。

1◉三段階入眠法

●第一段階

第1章でご紹介しましたが、平均的に寝付くのに一五分はかかるのが正常なので、第一段階としては、おやすみ呼吸体操後はしばらくそのまま何もせずにいましょう。なんとなく眠れない気がしても焦る必要はありません。時計は見ずに次の第二段階に入ります。

●第二段階

第二段階は、うつ熱を逃す体勢として紹介した、横向きの姿勢になります。この体勢は「獅子の眠り」という名前もついていて、うつ熱を逃がす以外にも気の流れをよくすると考えられています。布団をやや首から下辺りにずらして、少しの間横を向いて寝て、感覚的に寝られそうな気がしてきたら再度あお向けの体勢に戻り、親指を動かす運動を二〇回やって、そのまま眠ってみます。時計は見ませんが、この時も感覚として一五分くらいはじっとしていましょう。これでもだめな場合は第三段階に入ります。

●第三段階

第三段階は、布団の上に座ってのツボ摩擦と、ツボ押し呼吸です。第1章でもご紹介した『脾胃論』という本では、眠れない場合は布団から一度出てしまった方がよいと記載されていますが、布団から出て座ってツボ刺激することで入眠がスムーズにいく場合があります。

まず、ツボ摩擦についてですが、湧泉《ゆうせん》というツボを使います。湧泉は足の裏の中心部の少し上にあるややくぼんだ所にありますが、その付近を親指でさすっていきます。さする回数は三〇回程度でよいですが、摩擦によってツボの位置が少し温かくなるまでやるのがよいでしょう。

末梢の皮膚体温を上げて深部体温を下げるのにも効果がありそうですが、このツボを使う理由としては東洋医学的な不眠の原因である陰虚やのぼせを改善するねらいがあります。この湧泉摩擦については、『寿親養老新書《じゅしんようろうしんしょ》』という中国宋代の養生書にくわしく記載されています。

次は、手の内側にある内関《ないかん》というツボを圧迫しな

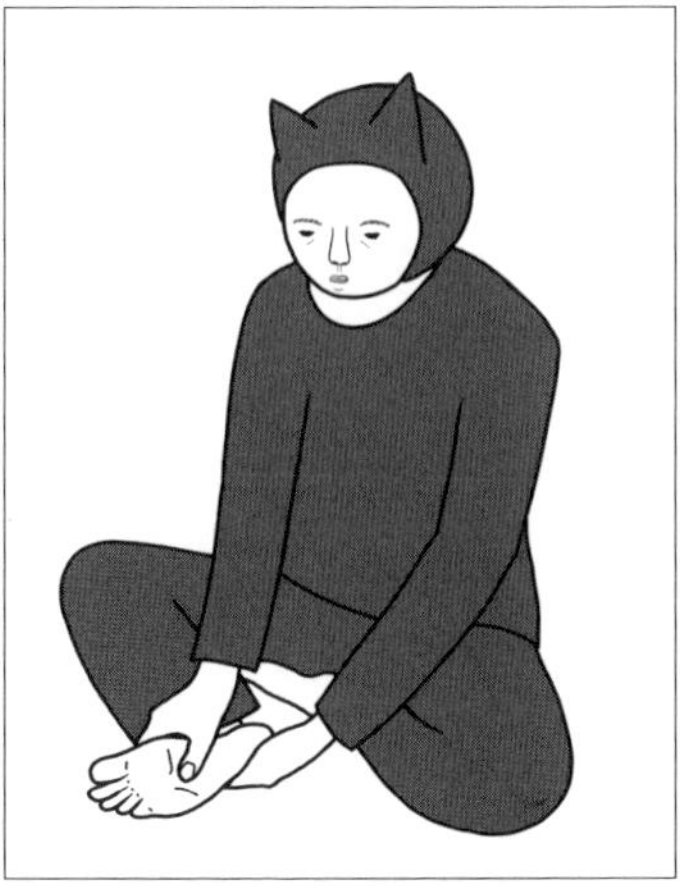

湧泉摩擦

がら腹式呼吸を左右一〇回ずつ行います。呼吸はできれば丹田を意識して行ってください。内関は胸部の不快感に対して使われるツボですが、精神的な緊張や不安感の改善に使用されることもあります。

内関：手首のシワの中央から、肘へ向かって指の幅三本分くらいのところ。腱と腱の間に取る。

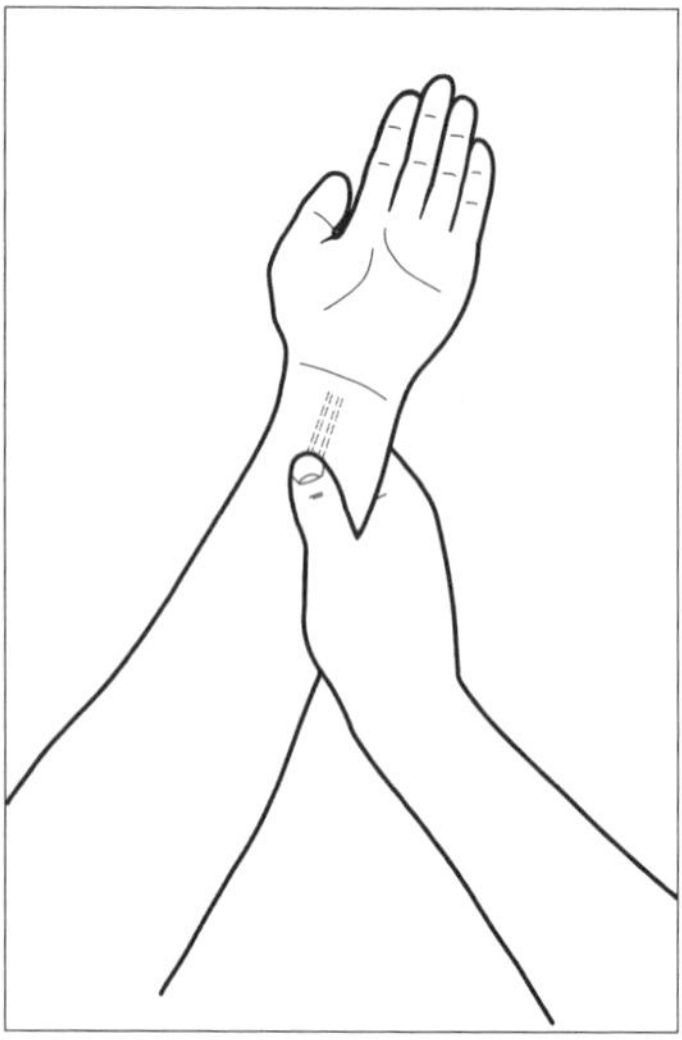
内関指圧

ツボ摩擦とツボ押し呼吸後、再度布団に入って、眠くなるのを待ちます。それでも眠れない場合は、第二段階と第三段階をもう一度行ってみます。それでもやはりダメな場合は、次にご紹介する夜の過ごし方を工夫してみましょう。

これを書いているうちに、皆さんも読んだことがあると思いますが、ロシアのA・トルストイの『おおきなかぶ』という絵本を思い出しました。収穫不可能だと思われるほどの巨大なカブを抜くことに挑んだ老人の話ですが、段階的にマンパワーを増やし、猫の手までかりて最終的に無事収穫するという物語です。ここでご紹介する快眠法も、道具を使わない簡単なものからはじめ、生活習慣の改善、家庭でのお灸といった感じで段階的に少しずつ手間のかかるものをご紹介していきます。

次は快眠のための夜の過ごし方についてです。生活習慣を変えるのは少し大変かもしれませんが、最終的によく眠れるようになることを目指して頑張っていきましょう。

5 ― 夜の過ごし方

1◉夕食の量が不眠と関わっていた

『諸病源候論』には食べ過ぎると安眠できないということが記載されています。また、腹八分目という言葉がありますが、東洋医学的には昔から飽食の害が言われ続けていて、食事のとり方も朝昼晩で変化するとよいと言われています。

たとえば、『千金要方』には「夜は食べ過ぎてはいけない」とあり、『月令広義《げつりょうこうぎ》』という主に中国の年中行事などがまとめられている本があるのですが、その中には季節ごとの養生法や、一日の過ごし方などについても記載されており、「朝は早い時間に食事をとり、昼は多く、夜は少なくする」とあって、夕食は少なめにするとよいとされています。

また、『達生録《たっせいろく》』という明代の養生書では「夜ご飯を食べるときに数口を減らせば、食べたものを消化しやすくなり、胃腸がよく通じるようになり、気が調和する」とあります。ほんの数口のご飯と自分の健康を天秤にかけるとどちらが重いかは一目瞭然ですね。夕食を食べるときは、できれば食べたい量から数口だけでも減らすようにしましょう。

2◉夕食後にすぐ横になったり、座りっぱなしにならず、軽めの活動をする

夕食後はそのままダラダラと過ごしたいところですが、横になってテレビを見たり、ずっと座ったままスマホをいじったりせず、軽く体を動かしましょう。第1章でもご紹介した、現存する日本最古の医学書である『医心方』に引用される『養生要集《ようじょうようしゅう》』では、食後にじっとしているとさまざまな病の原因となり、食後の軽い運動が長生きの秘訣であるとしています。

食後に体を動かすといっても大汗をかくような激しい運動ではなく、家の周りを少し歩く程度で良いとされていますが、子育て中の方や、同居人がいる場合、帰宅後外に出づらいこともあるので、その場合は部屋で軽めの運動をしてもよいでしょう。

部屋でできる軽めの運動としては「シュワイショウ」という体操がおすすめです。「シュワイショウ」という言葉ははじめて聞く方も多いと思いますが、「手を振る」という意味の中国語で、中国の健康体操になります。

「シュワイショウ」の起源は諸説あってどれも確かではないですが、中国古来の体操法を基礎として考え出されたもののようで、一九六〇年代後期に中国で大流行していました。

現在でも中国の一部の病院では、運動器疾患や、安定期のCOPD（慢性閉塞性肺疾患）のリハビリにも使われており、医療現場でも活躍しているようです。

ここでは特にどういった症状に効果があるというよりかは、基本として気血を全身に巡らせるために日常

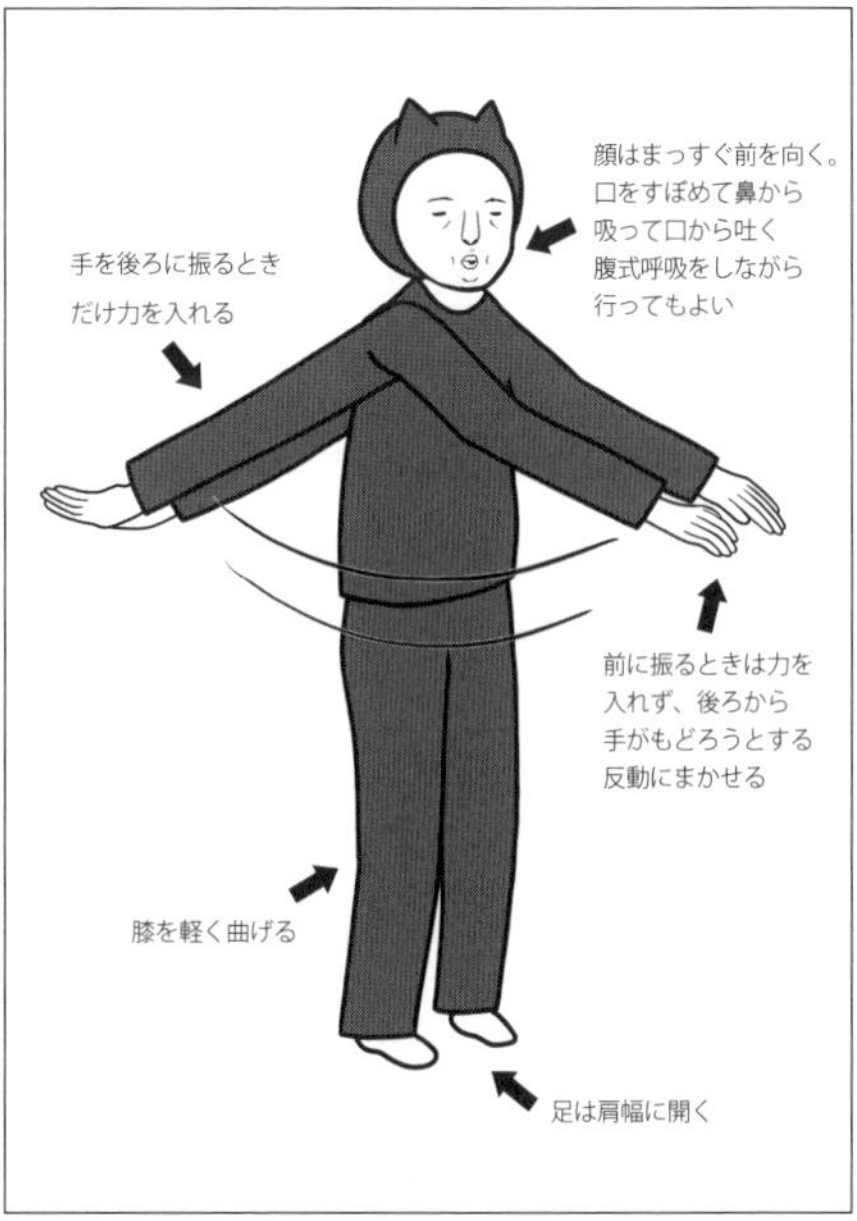

シュワイショウのやり方

的に行うとよい運動としておすすめしたいと思いますが、肩関節を動かす運動なので、肩凝りによく、睡眠と関係する症状であるのぼせ感の解消にも効果的であるとされています。

やり方もいたって単純で、両手をただひたすらブラブラと動かすだけです。振る回数は徐々に増やすと良いともいわれていますが、食後は腹式呼吸をしながら一〇〇回程度行ってください。約二分で終わると思います。また、長時間のデスクワークの息抜きにもおすすめで、短時間で肩や首の疲れ方を取るのに大変効果的です。職場で流行らせると同僚の方に感謝されるかもしれません。

3◉お酒の飲み過ぎによって睡眠に必要な体温の変化が乱れる

『本草経集注《ほんぞうきょうしっちゅう》』をまとめた陶弘景《とうこうけい》によれば「寒さが厳しいと海は凍るのに、酒は凍ることがない」ということを指摘し、その理由として酒は熱の性質が激しいためであるとしています。体にこもった熱は睡眠の大敵であることはもう皆さんもおわかりだと思いますが、大量に飲酒してから寝ると当然眠りが浅くなり、ほとんどの養生書で多飲して眠ることを戒めています。

お酒は適度に飲めば気血を巡らし、百薬の長などともいわれますし、少量であれば眠気を誘ってくれます。逆に、多飲すればかえって中途覚醒の原因となりますので、平日は飲み過ぎないように注意しましょう。

4◉飲酒後の水分補給は温かいものを。冷水を飲むと浮腫みやすくなる

悪酔いをしないために、水を飲みながらお酒を飲むというのがひとつの飲酒スタイルとしてありますが、これはアルコールの利尿作用により、脱水気味になってしまうのを予防するためと、アセトアルデヒドの分解に水分が必要なためです。

水分補給自体はよいことだと思いますが、明代の『古今医統大全《ここんいとうたいぜん》』いう歴代の医学理論がまとめられた膨大な医学全書には、飲酒後に冷水や冷たいお茶を飲むと、体に「冷毒」が停滞したり、「水腫」の原因になるとされています。飲酒後の水分補給は冷たい飲み物をさけて、常温か温かいものを飲むようにしましょう。また、カフェインにも利尿作用があるので、水分補給を目的としている場合にお茶などのカフェインが含まれている飲み物は向きません。

5◉寝る前に怒らない

東洋医学はこころと身体は互いに影響を与えあっていると考えており、それぞれの感情の種類によって、体にどのような変化が起きるかを経験的に把握していました。たとえば、

『素問』には「怒ると肝を傷つける」や「怒ると気が逆上する」などとあり、イライラとした怒りの感情は、不眠の原因となるのぼせ感を生じさせたり、肝と関係していると考えられています。東洋医学的な「肝」は睡眠と関連が深く『素問』には「睡眠時は肝へ血が帰っていく」とあります。このように、怒りのストレスはのぼせの原因になり、肝の働きを悪くさせて睡眠に影響を与えるので、寝る前はできるだけ怒らないようにしましょう。

6◉娯楽との向き合い方

おそらく現代ほど娯楽にあふれている時代はないのではないでしょうか。特にスマートフォン普及後は、動画視聴やゲームなど、さまざまな娯楽をいつでも楽しめるようになっています。娯楽そのものは悪いわけではなく、ストレスを軽減させたりする役割もありますが、やはり何事もほどほどにすることが肝心です。

書道家である祝允明《しゅくいんめい》の『読書筆記』には「耳目の視聴は心を養うが、同時に心を病ませる。ほどほどならば養い、過ぎれば病んでしまう」と記載されています。

また、『三元参賛延寿書』には娯楽にふけることで「五臓が乱れて安定しなくなる」という説が紹介されており、今よりも恐らく手軽に娯楽に触れることのできなかった時代ですら、過度な娯楽が身を滅ぼすとしています。

心身の健康のためにも、寝る直前まで刺激の強い娯楽に触れたり、布団の中でスマートフォンを使ったりせず、寝る前はほんの少しの時間でもよいので、できれば何も見たり聴いたりせずに静かに過ごしましょう。

このように、寝る直前は怒ったり、ダラダラと娯楽にふけることなくこころを落ち着かせることが大切ですが、その具体的な方法のひとつとして、新渡戸稲造が行っていた黙思という方法を以下にご紹介します。

7◉江戸時代生まれのグローバルエリート新渡戸稲造の5分間黙思法

新渡戸稲造は旧紙幣の五〇〇〇円札の肖像に使われていたので、皆さんもよくご存じかと思います。実際に活躍していたのは江戸時代を過ぎてからですが、新渡戸稲造はギリギリ江戸後期の生まれで、今風にいうといわゆるグローバルエリートでした。国際連盟の事務次長を務め、英文で世界へ向けて発信された『武士道』という本は現在でも読み継がれています。

新渡戸稲造には、代表作である『武士道』以外に、『修養』というなんとも堅苦しい名前の著作があります。主に精神修養や生き方について書かれていて、ストイックすぎる内容もありますが、現代の日本人が読んでも十分に役立つものになっています。

新渡戸稲造は『修養』の中で、上京して感じた東京生活の忙しさやストレスについて書いており、体を養うのに食べ物が必要なように、忙しくて休む暇もない精神に対しても、精神的食物が必要であると述べています。

そのこころの食事として、「黙思《もくし》」という方法をすすめているわけですが、これが夜にこころを落ち着ける方法としてもおすすめです。「黙思」とは、姿勢を正して座り、ただ静かに沈思黙考することです。

具体的なやり方はいたってシンプルで、とにかく姿勢を正して静かに座ることです。しかも五分間でもよいとしていますので、時間がないときでも可能です。『修養』の中には、黙思の初心者向けに要点が記載されていますが、まとめると次のようになります。

●姿勢

座り方はなんでもよく、背筋を伸ばすということだけは守るようにしましょう。

●同じ場所・同じ時間にやる

基本はいつどこでも行えるようになるとよいとしていますが、初心者は同じ場所で、同じ時間帯を選ぶと継続しやすいのでよいとしています。ここでは夜に心を落ち着かせるために行うことを目的としていますので、時間帯は寝る前として、場所はベッドや布団の上でもリビングでも、姿勢を正して座りやすい場所でしたらどこでもよいです。

●何があっても無視できる環境を選び、何かあっても無視する

黙思中は何があっても中断しないようにするため、家族がいる場合は邪魔しないように理解してもらうか、誰もいない部屋に引きこもるのがよいでしょう。複数人で行うのもよいとしているので、家族を巻き込んでもよいかもしれません。

子どもと一緒にやる場合は、集中力がないので二分程度がよいと書かれており、数分間の黙思を習慣づけている学校の生徒の成績が優秀であったという例も挙げられていました。黙思中は誰かに呼ばれても無視し、スマートフォンなども別室に遠ざけておきましょう。

●五分だけ聖人のように静かに座る

黙思中、実際に何を思うべきかは明言されていませんが、聖人のような気持ちでただ静かに沈黙するとよいとしています。二四時間のなかのわずか五分程度聖人のようになることが、後々大きなものになるということのようです。

聖人のようにというと漠然としすぎていますが、新渡戸稲造は、仕事の前の黙思をすす

めており、そこでは何を思うべきか具体例を書いています。

では、実際に何を思うかということですが、仕事前の黙思は、いったん名利を忘れ、それぞれの仕事がもつ本来の目的を思いかえします。これは仕事の質を維持し高めていくためです。

『修養』では、名声や利益を追い求めるのは人間の本能で、日頃から意識をしないと仕事本来の貴い動機を忘れ、知らず知らずのうちに名利に傾いていくとしています。つまり、動機や目的を意識せずに放っておくと、仕事をすることで得られる利益が目的化してしまいがちであるということです。

利益が目的化するとどうなってしまうかというと、ごまかしや不正や、形だけの最低限の仕事をこなせばいいといった手抜きが横行し、最終的にはその仕事の質が低下し、職業自体が衰退していってしまいます。

仕事の目的と関連して、新渡戸稲造は「発心《ほっしん》」という言葉を使っていますが、発心とは何かをなそうと思い立つ心で、この発心を維持することは黙思することなくしてはできないとしています。

寝る前はややこしいことは考えすぎない方がもちろんよいですが、何か重要な仕事をしていて忙しい時ほど、五分間だけ自分が発心した時のことを思い出し、名利を追い求めすぎて進むべき方向が曲がっていないかをチェックしてみてもよいのではないでしょうか。仕事の質を高めるのにもよいですが、ただ忙しく働き続けるよりもきっと心も落ち着いていくと思います。

8◉寝る前のブラッシングで滞りを解消

養生書では髪というか頭皮を刺激するためのブラッシングをすすめており、その効果としては頭に滞った気を散らす作用や、目にもよいとされています。基本的にはいつやってもよいでしょうが、『達生録』では、夜にやるとよいとしています。

髪が汚れていたり、整髪料がついていると櫛が傷んでしまいますので、入浴して完全に髪が乾いてからおこないます。

ブラッシングに使う櫛は、先端が太く尖っていない木製のものが向いています。やり方としては、櫛をできるだけ寝かせるようにします。皮膚に対して垂直にすると、刺激が強すぎ、頭皮を傷めてしまうからです。回数は全体を満遍なく三〇回から五〇回くらい軽快にさすりましょう。

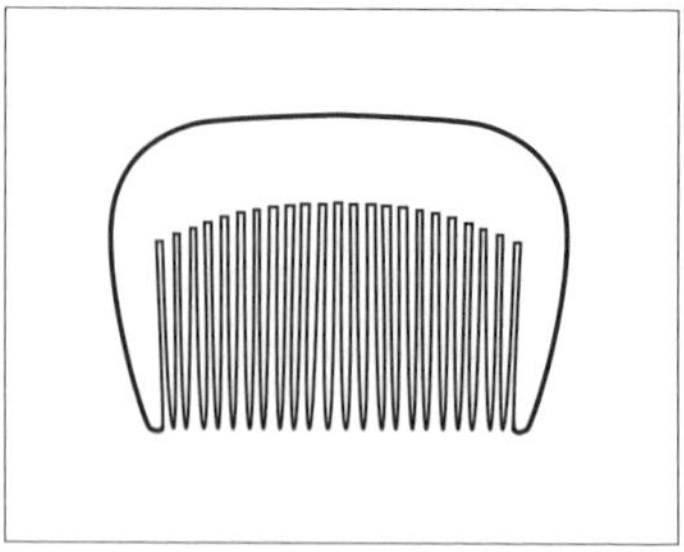

ブラッシングに使う櫛

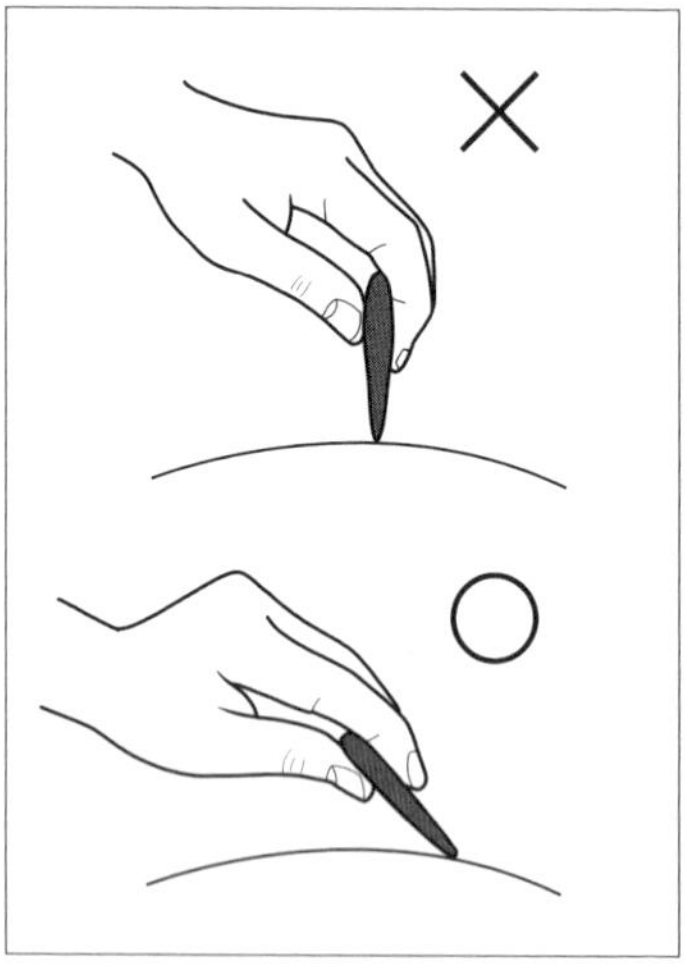

櫛をあてる角度

9◉東洋医学的に考える就寝にベストな時間帯

東洋医学的には何時頃までに眠ればよいかといいますと、第1章でご説明した通り、夜は陰気が盛んになり、内臓を養う時間になっていきますので、夜更かしせずに眠るようにしたいところです。具体的な時間としては、陰気の盛んな時間帯である二一時から二三時までには布団に入るようにしましょう。

6 ― 起床後90秒でできる目覚めのルーティン

朝の養生法も色々とありますが、現代人は朝忙しいので、ここでは『養生要集』にある方法を参考に、布団の上で九〇秒程度でできる朝の起き方をご紹介します。

まず、起きた後朝日が差し込む方角の東を向いて座ります。

次に、手首と肩の関節をブラブラと軽く動かします。

その後、息をしっかりと吐きながらの腹式呼吸を五回します。

最後に、両手をこすり合わせて手を温めたら、その手でおでこから頭のてっぺんあたりまでを一八回さすります。

このおでこから頭をさする動作は顔の色艶をよくする効果があるとされ、朝すっきりした顔で外に出るためにもよいでしょう。また、スポーツ選手が行っていることで一時期話題になったルーティンとして、毎朝頭のスイッチを入れるために習慣づけて行いたいですね。

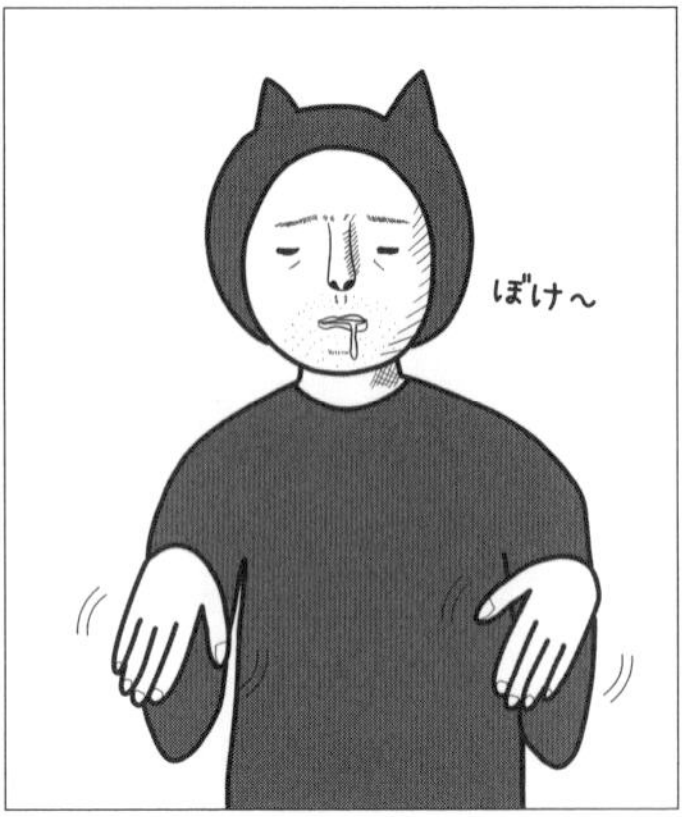

朝の起き方1

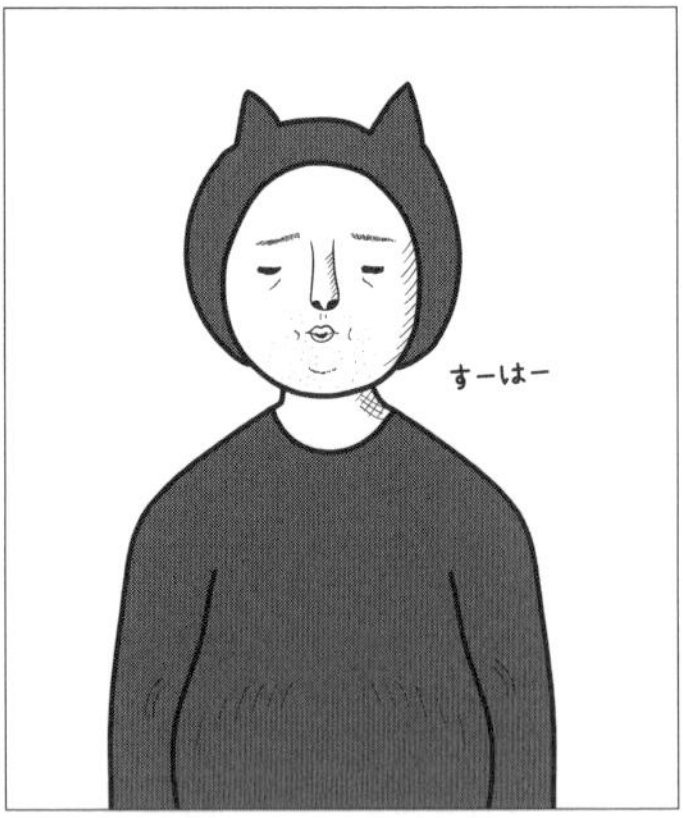

朝の起き方2

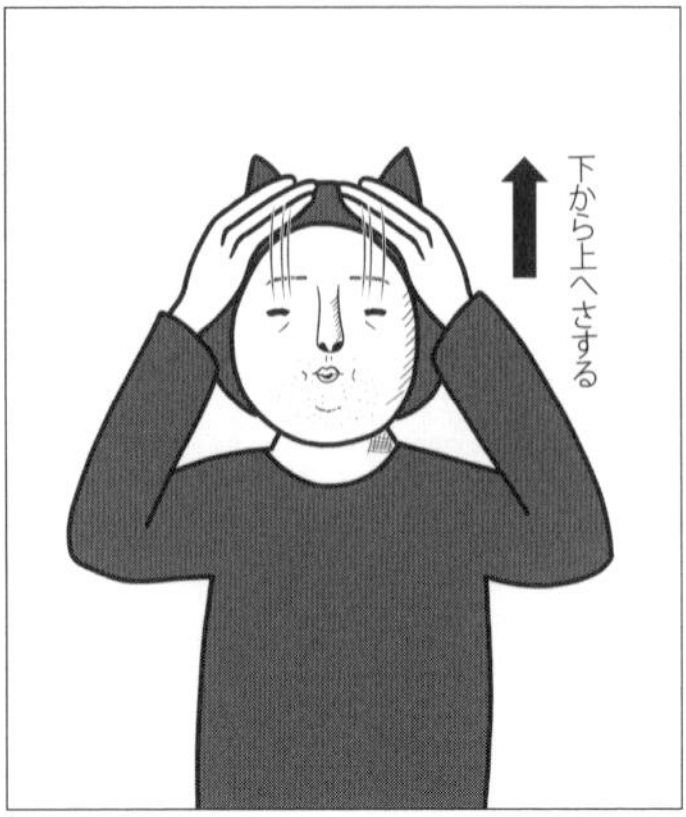

朝の起き方3

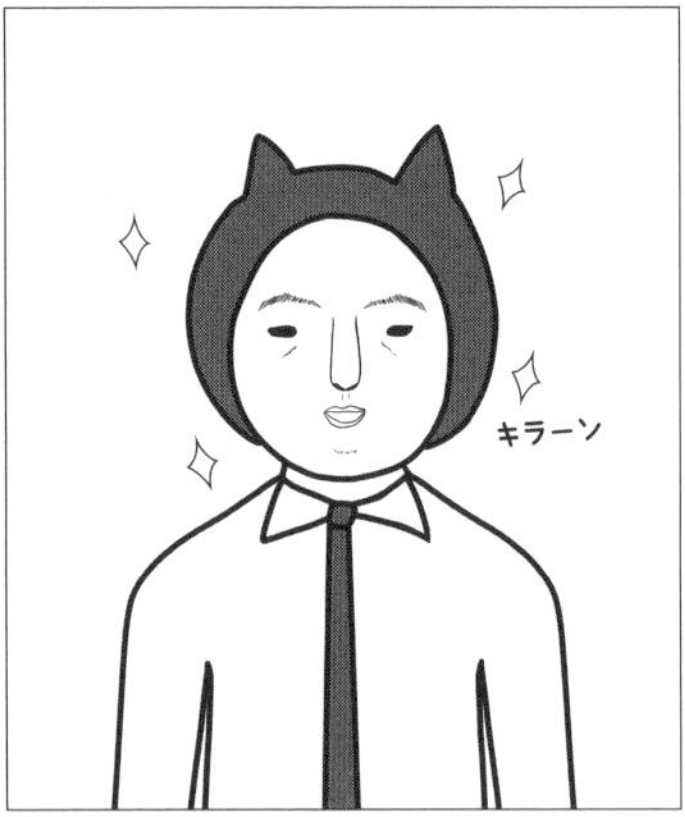

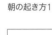

朝の起き方4

第3章

東洋医学で「眠れるからだ」に整える

――不定愁訴を改善する

1 ― 不定愁訴と睡眠

不定愁訴とは、検査では異常がないにも関わらず、さまざまな症状が出ている状態のことです。不定愁訴は睡眠と大きく関係していて、何か症状がある時は精神的に不安になったり、不快感や痛みで眠れなかったりする経験は皆さんもあるのではないでしょうか。

不定愁訴は言い換えれば、器質的な実体のない症状です。東洋医学は実体よりも、実際に起こっている症状や現象を観察して発展していった医学だということは第1章で触れましたが、鍼灸の場合は、経絡や気などといった体にそなわっている機能を利用し、それらを調えるツボを刺激して症状を改善していきます。

本章では、睡眠と関係の深い不定愁訴をツボ刺激によって改善する方法をご紹介していきますが、ここでひとつお約束いただきたいことがあります。ツボ療法に入っていく前提条件として、すでに何か症状をお持ちの場合は、不定愁訴かどうかは自己判断せずに、西洋医学的な検査をしてもらってから試みるようにしてください。

鍼灸院にはさまざまな症状をお持ちの方が来院しますが、そういった患者さんに病院での検査をすすめると、時々重い病気がみつかることがあります。ぜひご注意願えたらと思います。

2 ― ツボと経絡

これから養生法やツボを使った家庭療法の話にうつっていくわけですが、何のためにツボを刺激するかというと、気の流れや経脈を調整するためです。経脈について簡単におさらいすると、経脈は内臓などとも連絡する「気の流れるルート」です。体の中に何通りものルートがあり、たとえば、胃と関係する経脈上のツボを刺激すると、胃の働きが改善されるといった現象が起こります。

第1章では、経脈には解剖学的な実体はなく、人体の持つ未だ解明されていない機能であると説明しました。極端に素直な方ならそれで納得できるでしょうけれど、現代人的な感覚では、医学的に証明できないものを健康管理に使うことにまだ疑問をお持ちだろううと思います。そんなモヤモヤを解消するため、これから少し東洋医学の科学的な研究についてご紹介しておきます。

実は経脈やツボの実体についてはブラックボックスでも、鍼やお灸で刺激することの効果については、基礎的な研究はすでにたくさん行われ、鎮痛作用や、免疫や内分泌機能に関することなど色々なことがわかってきています。そして、現在は次のステップである実際の臨床における有効性の検証が進んでいます。

臨床試験については、ランダム化比較試験（RCT）という方法が用いられ、これにより東洋医学の実際の効果の証明がされはじめています。では、このランダム化比較試験とは一体どういったものでしょうか。

●ランダム化比較試験（RCT）の方法と意義

ランダム化比較試験とは「比較」という言葉が含まれているように、治療を受けた人と、それ以外の人を比較することで治療効果を明らかにする方法です。鍼の場合は、鍼を受けたグループと、現代医学的な標準治療や、偽物の鍼で治療を受けたグループなどとが比較されます。

なぜ偽の鍼を受けるグループを作るかというと、プラセボ効果を除外するためです。プラセボとは、治療効果のまったくない偽薬を、良薬だと騙されて飲んだ場合、思い込みで実際に症状が改善する現象です。鍼を受けた一グループのみの集計では、プラセボで効果がでているだけの場合との区別がつかないというわけです。

また、ランダム化比較試験はその名の通りグループ分けをランダムに行います。もしグループ分けをそれぞれ自由に行えるようにしてしまうと、そこで色々な操作や思い込みが入ってしまいます。

ランダム化することで、想定外の複雑な要素も含めてグループ同士の中身が平均化されるため、公平な比較ができるようになるわけです。

その他の設定は説明がかなり長くなってしまうので省略しますが、ここまで徹底してグループ間を公平な状態にして試験を行った後、最終的に集計されたデータを統計処理し、はじめてその治療が有効かどうかが判定されます。

世界各地で個別に行われているランダム化比較試験では、鍼の効果は一般的によく知られている腰痛や肩の痛み、変形性膝関節症などの運動器疾患以外にも、月経困難症や逆子、片頭痛などにも効果があるということがわかっています。

その中でも片頭痛の例をご紹介しますと、科学的根拠（エビデンス）に基づく世界的な医療情報源として最高水準のものとされている、コクラン・レビューでは、二〇一六年までに行われた合計四九八五名に対して行われた二二件のランダム化比較試験を調査分析したところ、片頭痛の予防に対して鍼治療は少なくとも予防薬と同等か、短期的にはそれ以上の効果があると認められています。

このように、東洋医学の科学的な解明はまだ完全とはいえませんが、少しずつ効果の証明されるものが増えてきており、世界的には今後も研究が盛んになっていくと思われます。

これから皆さんにやっていただくツボ療法は、長い歴史の中で淘汰されずに残っている上に、現代の科学的な観点からしてもデタラメなものではないとおわかりいただけたと思います。話が少し長くなってしまいましたが、本当に体によいのかモヤモヤした状態でツボを刺激するよりも、前提をご説明しておいたほうがプラセボ効果が上乗せされてよいかもしれません……。

3 ― お灸のやり方・ツボの押し方

1◉お灸とツボの押し方の基本

本章ではこれからさまざまな症状に対するツボをご紹介していきますが、そのツボへの基本的な刺激のやり方を始めに解説します。刺激の与え方は台座付きのお灸、透熱灸、ツボ押しの三種類です。お灸については基本的にはそれぞれの製品に注意事項ややり方などが明記されているので、そちらもしっかりと読むようにしてください。特に覚えていて欲しい注意事項は以下の通りです。

・点火時や、火のついたお灸を持つときは、くれぐれも指を火傷させないように気をつけましょう。
・熱さを感じた時点で効果はありますので、お灸が熱くなったら我慢せずに取り除きましょう。台座付きのお灸は基本的に熱が弱く火傷をしづらいですが、まれに水疱をつくることがあります。
・使い終わったお灸は、必ず水の入った灰皿へ入れ、消火を完全に確認してから捨てましょう。
・お灸をした後、まれに体がだるくなったり、熱っぽくなることがあります。これは「灸あたり」という反応で、時間が経てば自然に治まっていきます。
・神経の障害があって熱を感じづらくなっている方や、火傷ができると不都合な持病をお持ちの方はお控えください。

2◉台座付きワンタッチ灸の使い方

●入手法と選び方

家庭用のお灸としては、台座付きの簡単なワンタッチタイプのお灸がよく使われていて、薬局等で市販されています。弱・中・強など、熱の強さが何段階かに分けられていることが多いですが、お灸は熱ければ熱いほど効くわけではありませんので、熱の弱いタイプのものを使うことをおすすめします。

・用意するもの
・灰皿（水を入れておく）
・ライター
・ロウソク
・ロウソク立て
・お灸

●台座付き灸のやり方

手順1：ロウソクに火を付けます。

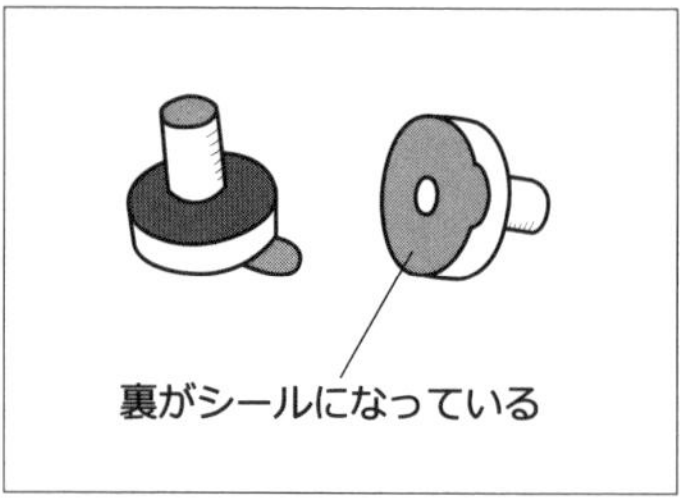

台座付き灸

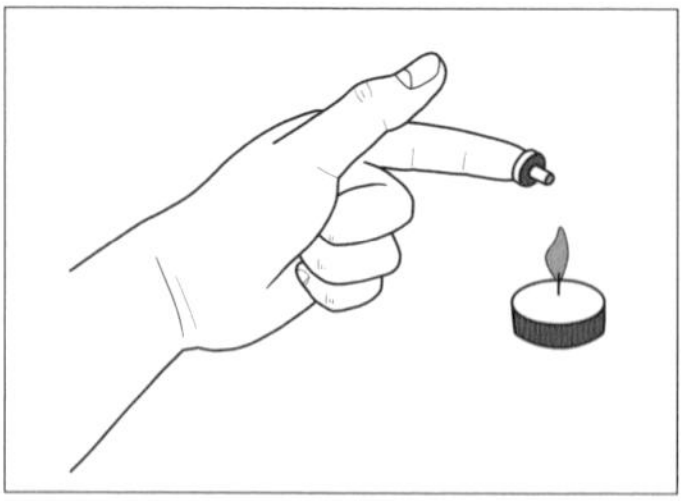
台座灸：手順1〜2

お灸のシールをはがして、ひとさし指の先に貼り付けます。

手順2：ロウソクの火でひとさし指に貼り付けたお灸の先端に火を付けます。

手順3：お灸の台座部分を持ってツボの上にのせます。皮膚が汗等で湿っている場合は、お灸の前にタオルでよく拭きましょう。お灸の火は台座の部分に達すると自然に消えますのでご安心を。

手順4：基本は火が消えるまで置いておきますが、もし途中で熱さを強く感じたら我慢せずに台座の部分を持ってお灸を取り除きます。そのまま灰皿へ。

3◉透熱灸とは

透熱灸は、ゴマ粒ほどの小さなお灸を肌に直接のせて最後まで

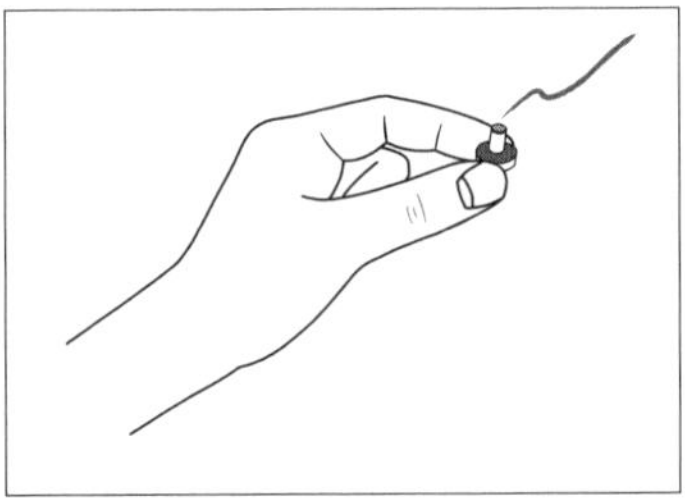

台座灸：手順3

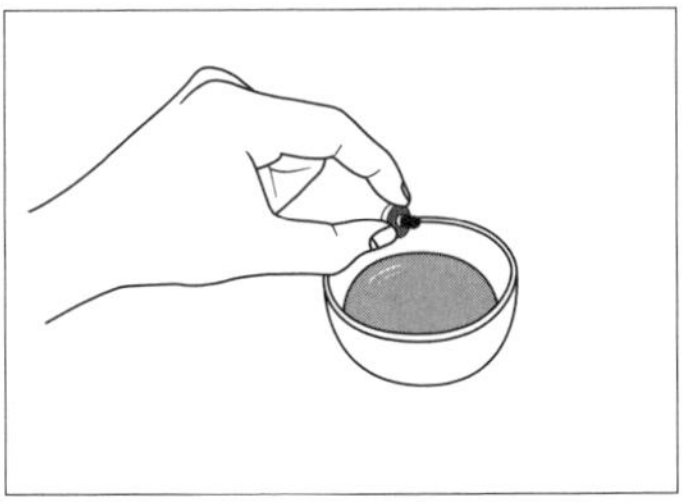

台座灸：手順4

燃焼させるものです。そのため、透熱灸をすると、直径一ミリ前後の小さな火傷ができます。火傷といっても、だいたい数日から一週間以内に消えてしまう程度のもので、熱さも瞬間的にチクッとするくらいです。

プロの場合は目に見えるような火傷をつくらずにきれいにできますが、訓練を受けていない方の場合はどう頑張っても小さな火傷ができてしまいますので、それでもよい場合はこちらをぜひお試しください。

お灸は温熱療法的なイメージがありますが、実はこういった人為的に作られる小さな火傷は、免疫力などの生体の防御機構を高める効果があります。小さな火傷というデメリットはありますが、台座型のお灸に比べるとコストがずば抜けて安く、手際が良くなれば時間もかからず、効果の面でもこちらのほうが上になります。

●透熱灸の簡単な方法

透熱灸はもぐさをひねってゴマ粒ほどのお灸を作らなくてはならないので、本来ですとプロの鍼灸師でないと難しい技術なのですが、これからご紹介する方法で行えば手先がそれほど器用でない方でもそこそこ簡単にできます。

この方法は、香川で鍼灸の学会が行われた際、お隣の愛媛の病院の先生が紹介していたやり方で、たいへんやりやすいため、私の知る限りでもかなり多くの鍼灸師が患者さんのお灸指導に使っています。四国には弘法大師の影響で昔からお灸が根付いていたといわれ、このようなセルフケアとして自宅でのお灸を推進している病院があったり、香川の名物には「灸まん」というお灸の形をしたおまんじゅうがあったりと、さすがという感じです。

●入手法と選び方

もぐさには低級のものから上級のものまでありますが、透熱灸には最上級のもぐさを用います。透熱灸は点灸とも呼ばれ、通常は点灸用もぐさと分類されています。

上級の点灸用もぐさは低温で燃焼時間が短いため、火傷を最小限に抑えることが可能です。逆に粗悪なものは高温で長時間燃焼するため、深い火傷を作らないためにも、絶対に使わないようにしてください。

家庭で使用する場合は、一〇グラム程度購入すれば十分で、最低でも数か月は使用できます。値段の目安としては、点灸用の最上級のものでも一〇グラムで一〇〇〇円から二〇〇〇円の範囲内で購入できるので、かなり経済的です。

・用意する物

・もぐさ
・ペン
・ハンドクリームなど
・コルクのコースターなどのコルク板二枚。一〇センチメートル程度のものが使いやすい
・ライターと線香

●透熱灸のやり方

手順1：ツボにペンで印をつけ、その部分に小指でハンドクリームなどを薄く伸ばします。人差し指や親指はお灸をちぎってのせる時に使う指なので、クリームを塗る時には指がベタつかないように小指を使います。クリームはお灸を付けるのりがわりに使うので、水などで代用してもよいです。

手順2：もぐさを少量取って、コルク板の上にのせます。

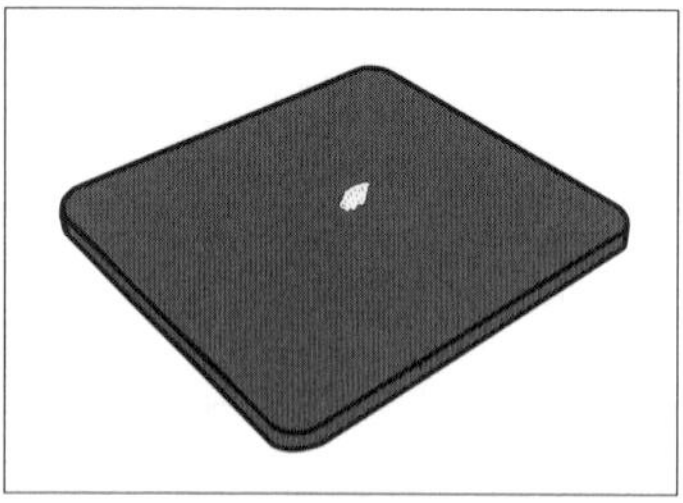

透熱灸：手順2

手順3：もう一枚のコルク板を軽く重ね、上下にスライドさせながらもぐさを直径一ミリ程度のひも状に伸ばしていきます。

手順4：ひも状のもぐさを左手の親指と人差し指でつまみ、尖端を五ミリほど出しておきます。

手順5：右手でもぐさの尖端をちぎり、ちぎったもぐさをツボの上にまっすぐ立てます。

手順6：線香でもぐさの尖端に点火します。

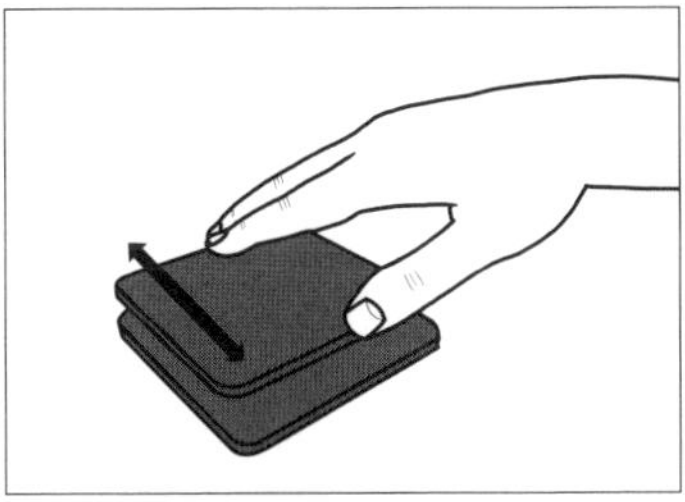
透熱灸：手順3A

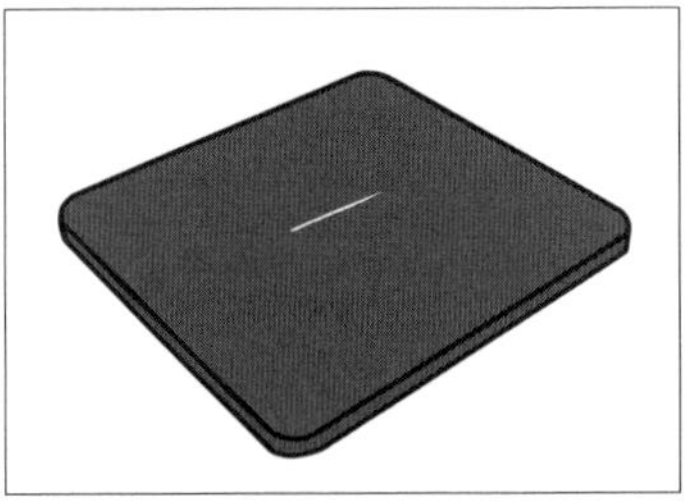
透熱灸：手順3B

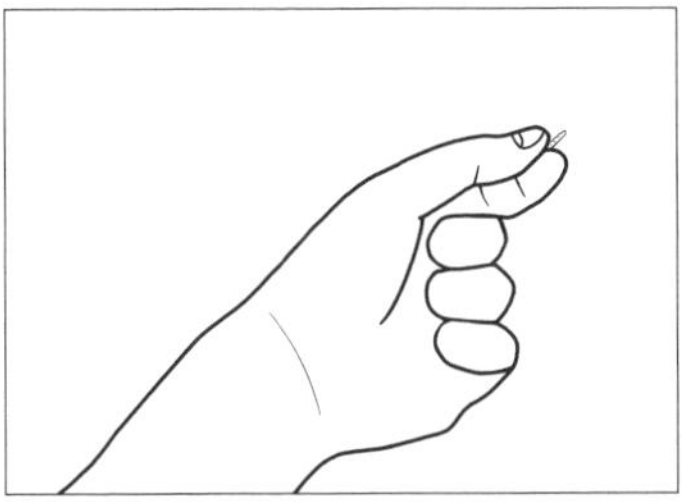
透熱灸：手順4

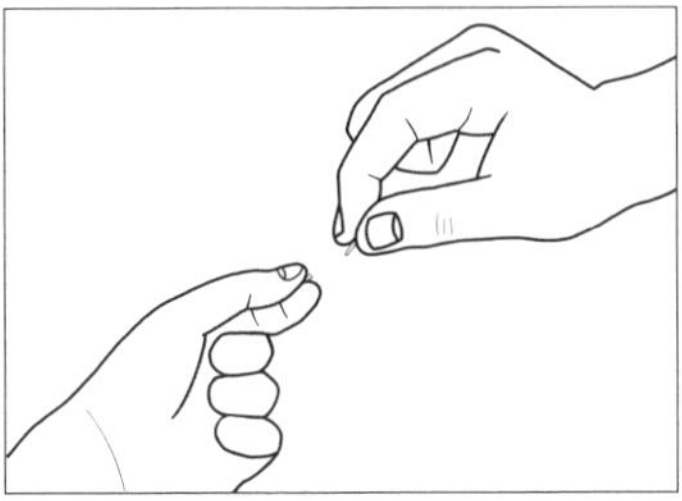
透熱灸：手順5

手順7：もぐさがどんどん燃焼していきますが、このまま燃やしきるとたいへん熱いので、もぐさが燃え尽きる寸前を見計らって、指でつまんで消火します。燃焼中のもぐさは不思議と指で触ってもそれほど熱くありません。消すタイミングによって熱量をお好みで調節します。続けて行う場合は、灰の上にそのままのせて行います。

4◉ツボの押し方の基本

ツボへの刺激の仕方としては、お灸がおすすめですが、どうしてもできない場合は指で刺激してください。押し方は、ツボに対して指で垂直に圧迫し、ある程度の深さまで押したらそのまま五〜一〇秒ほど圧力を保持し、ゆっくり圧をゆるめます。押す強さは、押すと痛みや心地よさを感じ始めるあたりまでです。一か所につき三回から五回程度の圧迫が目安です。

ツボ押しの基本は圧迫刺激になります。押した後、指でグリグリとこねるように押すと、もみ返しのような症状が出やすいので

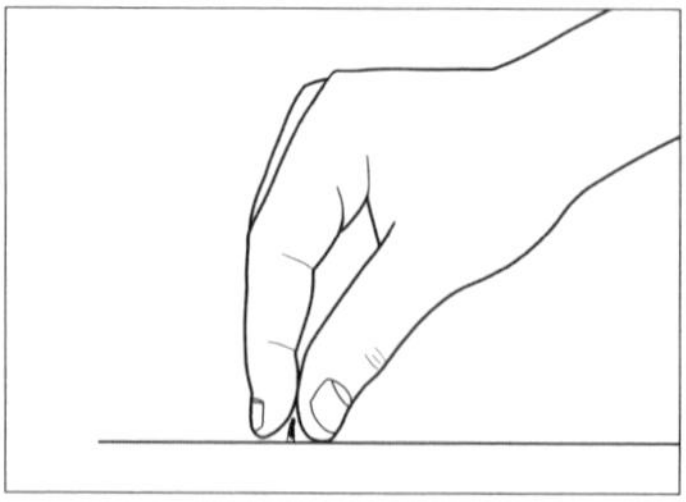

透熱灸：手順7

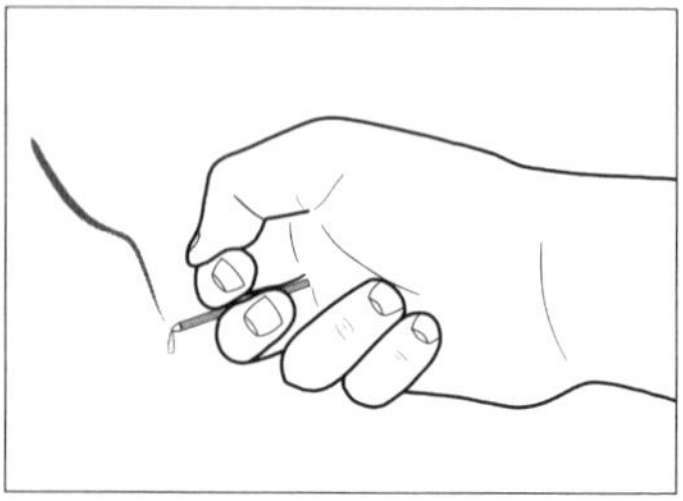

透熱灸：手順6

やめましょう。

4　昭和初期の鍼灸学校教科書に記載される「養生灸」

セルフケアとしてのお灸としていちばん最初にご紹介したいのは、健康増進や予防目的に行う養生のためのお灸です。この養生灸は睡眠障害にも効果的なツボが入っていますので、日頃から習慣的に取り入れてみてください。

養生灸の場所は、昭和初期の鍼灸学校で使われていた『最新鍼灸医学摘要』という教科書に記載されているものを参考にまとめました。

この教科書は、終戦後に鍼灸師の資格が国家資格になったのにあわせ、現代医学的な解剖学や生理学から、鍼灸の治療法やツボについて網羅的に学ぶことができるもので、編者は柳谷素霊《やなぎやそれい》（一九〇六〜一九五九）という昭和初期に大活躍した、鍼灸業界の人であれば誰でも知っている伝説的な人物です。海外でも活躍され、あの画家のピカソの治療をしたことでも知られています。

では、『最新鍼灸医学摘要』中にある「養生灸」についての記載を見てみましょう。

二四、養生灸
病人でない人が健康を増進する為め、且つ疾病の予防をする為めに施灸すること
（1）施灸部位――足三里、身柱、関元、三焦兪、三陰交、膏肓、肺兪、天枢等の穴
（2）施灸法――毎月三日又は八日間五壮乃至十一壮施灸する、
（3）艾炷の大きさ――一般的に米粒大を使うが、小児、婦人、虚弱な人は半米粒大、
（4）奏功理由　血液の循環が盛んになり、細胞の活力が旺盛し、施灸によって産出された変性蛋白体（刺戟物）が造血器の作用を盛んにして血液成分を産出せしめ、ホルモンの作用を整調し、経穴経絡の治効作用を喚起する為に奏功す。
此問題は健康増進灸とも、虚弱体質に対する灸ともいう。
（柳谷素霊『最新鍼灸医学摘要』第6版、一九八八年、一三三頁より）

以上が養生灸の概要です。今回は家庭でセルフケアとして行うことを目的としていますので、自分ひとりでできる簡易版とフルバージョンの二通りのツボをご紹介します。

1◉簡易版

関元《かんげん》：おへそを基準として、指の幅四本分下にとる。

おへその下は丹田とも呼ばれ、ここを意識した呼吸については第2章でも少し触れましたが、全体的なからだの調子を整える重要なツボになります。

関元には睡眠障害の原因である陰虚を改善する作用も強く、なんとなく疲れが抜けないような時にもおすすめです。また、腸の症状や、泌尿器や婦人科系の症状などにも使われます。

自分でお腹にお灸をする場合は、椅子やソファに浅く腰をかけて、背もたれに寄りかかる体勢で行うとやりやすいです。

三陰交《さんいんこう》：内くるぶしの骨を基準にして、指の幅四本分上で、骨の際に取る。

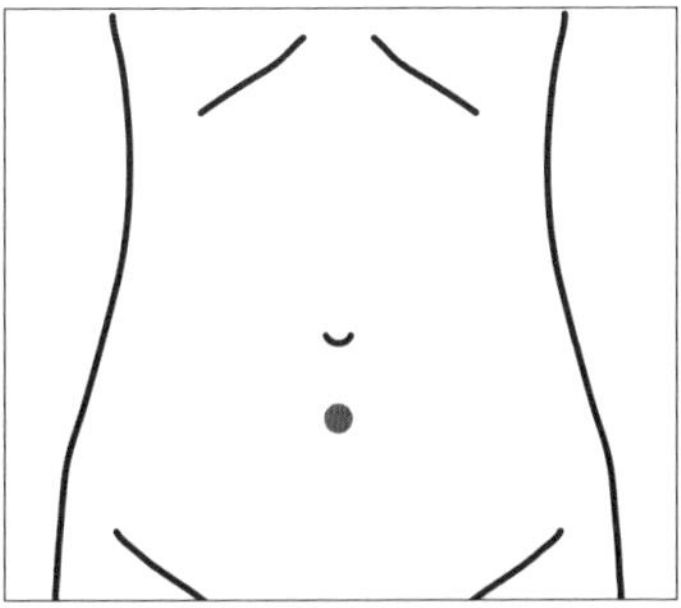

関元

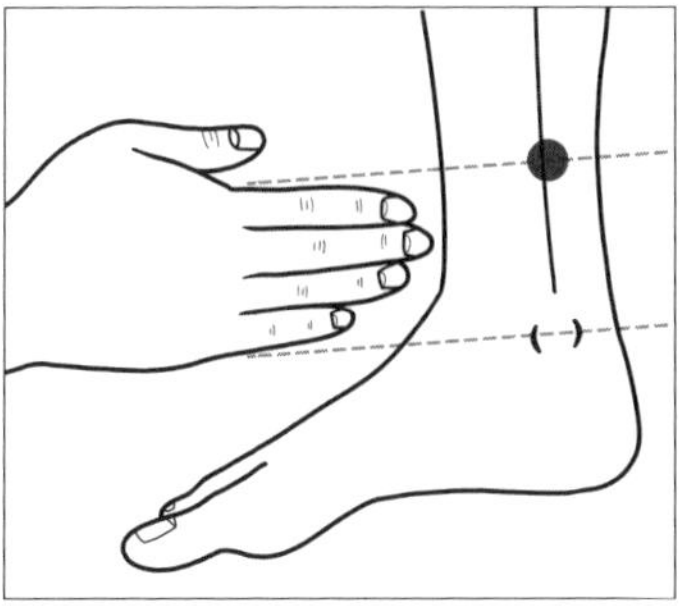

三陰交

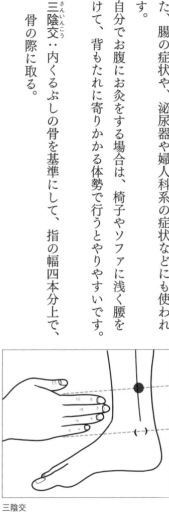

三陰交は婦人科系の万能ツボとしてよく使われ、知っている方も多いかもしれません。このツボは三陰交とあるように、三つの陰が交わるツボになります。この三つの陰とは、足の内側を通る三本の経絡になります。つまり、この一点を刺激すると、三本の経絡を同時に整えることができ、養生灸としてたいへん効率の良いツボというわけです。

足三里：膝のお皿の外側の下角から、手の横幅くらい下で、すねの骨際に取る。

足三里は健康の維持や増進の基本である胃腸の調子を整えるツボとしてよく使われます。胃腸の調子は睡眠の質とも大きく関係していますし、のぼせにも効果があるので入眠しやすい状態にするためにもよいと考えられます。

セルフ灸をするうえでの定番の場所のため、さまざまなエピソードのあるツボになっていますが、たとえば松尾芭蕉の『奥の細道』序文中にもこの足三里のお灸が登場し、芭蕉がお灸の愛好者であったことがうかがえます。

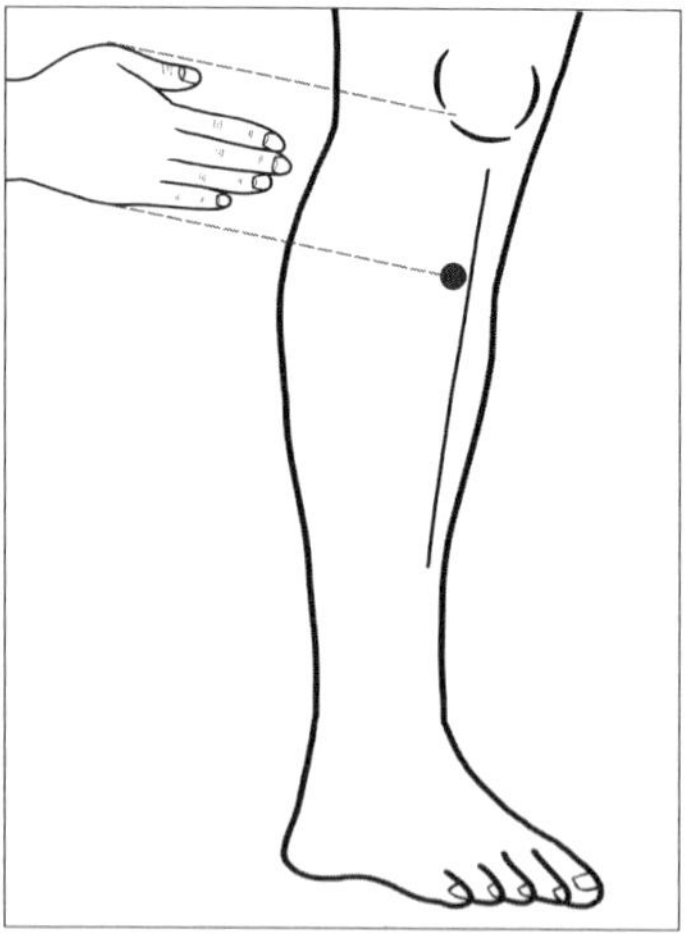

足三里

また、このツボは男性で日本一長生きした原志免太郎《はらしめたろう》氏が毎日欠かさず行っていたツボとしても有名です。志免太郎氏は結核に感染させたウサギにお灸をすると抵抗力が増すということをつきとめた医師で、一九三四年に本邦初の灸科を診療科目として創設した人物です。一九九一年に一〇八歳でお亡くなりになられましたが、当時の日本の記録としては男性最高齢でした。なんと一〇四歳まで医師として現役だったそうです。

2◉養生灸フルバージョン

フルバージョンは場所が分かりづらい背中のツボも使い、ひとりで行うには難しいですが、マニアの方のため参考までにご紹介します。簡易版の足三里、三陰交、関元に以下の五か所を加えた八か所になります。

●お腹側

天枢《てんすう》：へそから左右外側へ二横指、約四センチの所に取る。

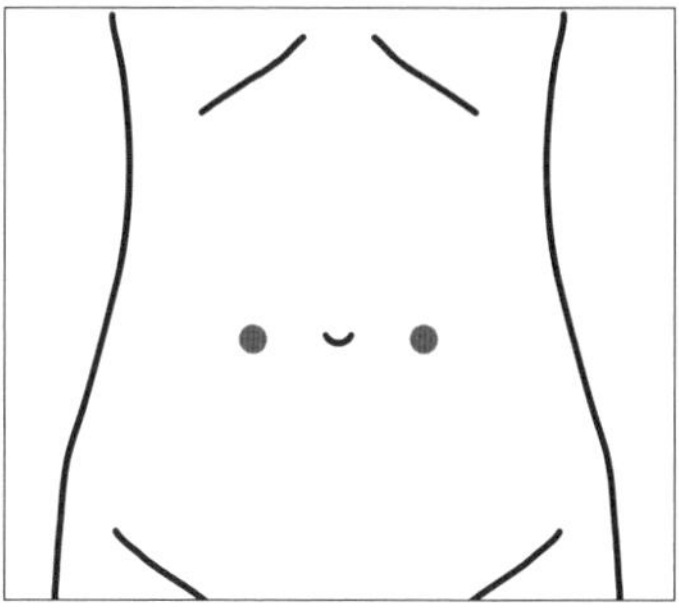

天枢

●背中

背中のツボは自分ではお灸がしづらく、ツボを取るのもプロでないと難しいのですが、大まかな場所は以下のようになります。肩甲骨周囲のツボは、図に示した肩甲骨を三分割したラインＡＢを基準に取ってみてください。

身柱《しんちゅう》：ラインＡ上で、背骨の真ん中に取る。

肺兪《はいゆ》：ラインＡ上で、背骨から指の幅三本分くらい外側に取る。

膏肓《こうこう》：ラインＢ上で、肩甲骨の内側の際に取る。

三焦兪《さんしょうゆ》：ウェストのくびれが始まるあたりを左右結んだライン上で、背骨から

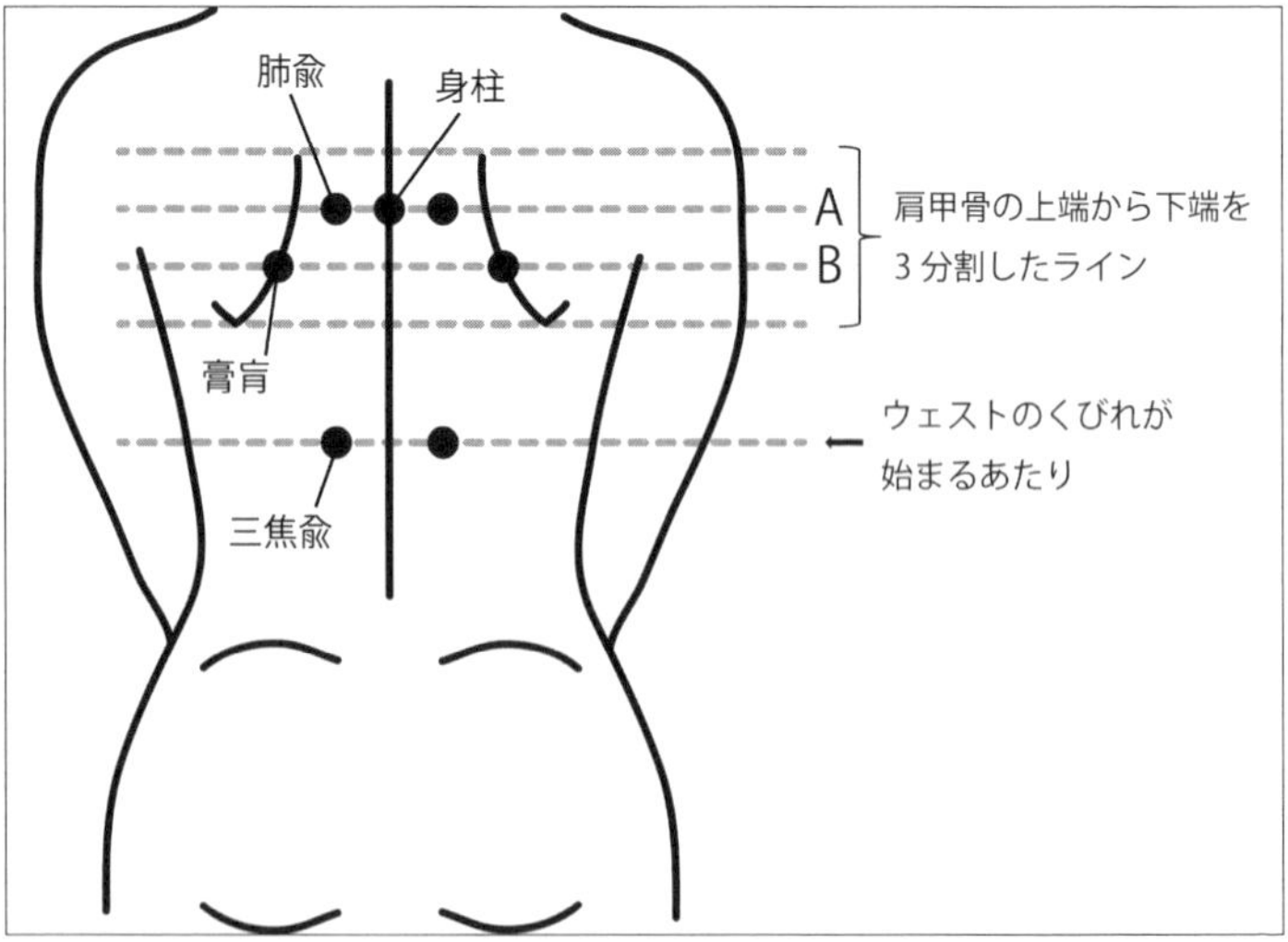

肩甲骨周辺のツボ

指の幅三本分くらい外側に取る。

3◉養生灸の頻度

お灸の頻度としては、毎日すえてもかまいませんが、教科書には毎月三日間から八日間とありました。この日数は連続した日数なのか、月の合計日数なのかについては触れられていませんでしたが、以下のようなスケジュールでやってみてはいかがでしょうか?

・週に一〜二回すえる
・毎月三日間から八日間連続ですえる
・毎月九のつく日をお灸の日とし、その日から三日間連続ですえる

養生のためのお灸は一生の付き合いのように長くやるものなので、無理のないようにそれぞれの生活リズムや環境にあわせて続けてみてください。何事も大きく崩れてしまってからはなかなか修正することが難しくなりますので、定期的に体のメンテナンスをして、軽いほころびをなおして大きな体調の崩れを予防することは大変重要ですね。

5 — 片頭痛持ちの鍼灸師が自分を実験台にして症状を克服した記録

1◉敗北感を味わいながら鎮痛薬を服用した日々

頭痛はお仕事のパフォーマンスを下げるのはもちろんのこと、日常生活に大きな支障をきたす辛い症状のひとつです。

かくいう私も以前は嘔吐を伴うほどのひどい頭痛持ちで、何の前触れもなくやってくる痛みには長いこと悩まされていました。

いち鍼灸師としては鍼灸治療でなんとかしたいので、毎回頭痛になった時は思いつく限りのありとあらゆる場所へ鍼やお灸をしていました。しかしながら、頭痛が起きてからの治療は何をしても効果が出ず、鎮痛薬を一年ほど常用していた時期もあり、臨床経験もそこそこある鍼灸師の私にとって、鍼よりも薬に頼ってしまうのは漠然とした敗北感を味わう行為でした。

最終的には自分を実験台にして色々な治療を試み、頭痛をほぼ克服することができ、今は風邪っぽい時に頭痛になる程度です。個人的には頭痛よりもつらい症状だった嘔吐がなくなったのがいちばん嬉しく、平和な暮らしが続いています。これから片頭痛をお持ちの方の参考のために、ここに至るまでの長い道のりを交え、最終的にあみだしたセルフケアの方法をこれからご紹介します。

2◉私の症状と頭痛のタイプ

自分は典型的な片頭痛のタイプで、発症したときは毎回頭の左側にズキズキとした脈打つ感じの痛みがありました。頻度は月に三～四回程度で、休日に起こることが多く、そのうちの一回は吐き気や嘔吐を伴う激しいものでした。

鎮痛薬は市販のイブプロフェン配合製剤を服用し、軽い頭痛の時は一回の服用で治まり、重い場合は二回以上の服用が必要で、痛みを下手に我慢して薬を飲む時期を誤ると服用後も鎮痛できずに最終的に強い痛みに苦しみながら嘔吐し続けるといった感じです。鎮痛薬は毎回タイミングよく飲むことができるわけではなく、服用を開始してからも三か月に一回程度は吐いていました。

3◉そもそも片頭痛とは何かと考え、鍼治療の矛盾に気づく

片頭痛の痛みのメカニズムに関しては諸説ありますが、その中のひとつに血管の拡張が原因だという説があります。拡張した血管が神経を刺激して痛みを生じるので、動脈のド

キドキと動くリズムに合わせて痛むといった症状が出るわけです。

実際に片頭痛になると、自覚的にも血管がパンパンに拡張している感覚があり、過度な血流の良さを感じます。痛みのピーク時には何をすることもできず、寝込んで痛みが通り過ぎるのを待つだけの状態になります。

当初やっていたあまり効果のなかった鍼治療の内容ですが、毎回なんとなく痛みが出始める段階から、試行錯誤しながら頭や頸へたくさんの鍼をしていました。痛む場所を追いかけながらやるので、かなり多くの場所です。毎回懲りずに同じような治療をして、それほど効果がでないというのをくり返していたわけなのですが、ある時ふと鍼の作用を冷静に考えてみました。

よくよく考えると、鍼には鎮痛作用の他に、血管を拡張して血流を良くする作用もあるではないですか。そこでひとつ仮説が思い浮かびました。鍼をすることで片頭痛の原因である動脈をよけいに拡張させてしまい、もしかしたらそれが痛みを助長してしまっているのではないのかというものです。

実際の体感としては、頭や首に鍼をすると、一瞬反射的に動脈が収縮するのか痛みが直後に短時間軽減していました。首の緊張も取れて楽になります。しかし、しばらくすると頭の方の血流が良くなり、最終的に血管も拡張するので、治療直後は痛みが軽減しても、時間の経過とともに逆に頭痛は強まってしまう感じになったのです。

4◉先に患部へ鍼をして、その後末梢を刺激するようにする

このように頭に鍼をすると血管を拡張させるので、片頭痛には逆効果ではという仮説に至りましたが、それでもいち鍼灸師としては鍼にこだわりたい気持ちがあります。

そこで何か他に良い方法はないかとアレコレ考えました。そんな時に私はいつも先人の経験を参考にすることにしています。具体的には鍼灸関係の古い文献をパラパラめくるわけなのですが、『霊枢』という文献にある「厥病《けつびょう》」という篇に役に立ちそうな記載を見つけることができました。

この『霊枢』の厥病篇に、頭痛についての治療法が記載されているのは、鍼灸師であれば常識中の常識です。私も昔から知っていました。ただ、この時に私が注目したのは、どのツボと経絡を使って治療するかということではなく、治療の順序です。

実際に該当箇所を以下に引用しますのでざっとご覧になってください。専門用語ばかりでわかりづらいかもしれませんが、「先ず〜、後に〜」という形式で治療の順序が示されていると思います。

……頭上の五行行五を寫し、先ず手少陰を取り、後に足少陰を取る。
……頭面左右動脉を取り、後に足太陰を取る。
……先ず天柱を取り、後に足太陽を取る。

（『霊枢』厥病篇）

※五行行五：頭部のツボ群。／天柱：首の後ろにあるツボの名前。／手少陰・足少陰・足太陰・足太陽：経絡名。

どういった順序なのか簡単に説明しますと、最初に頭痛の患部である頭へ治療をして、その後に頭とは正反対の手や足の方へ鍼をするという順番です。

この『霊枢』厥病篇で指示する治療の順序の意味を自分なりに次のように解釈してみました。頭や首へ鍼をすると頭の方の血流が良くなって、そちらに血液が集中し、血管が拡張すると仮定します。これをそのまま放っておくとやはり悪化するでしょう。そこで、最後の仕上げに足の方へ鍼をして、頭の方へ集中した血液を末梢へ誘導するわけです。

これによって、頭部の血管に負担をかけず、頭や首の緊張も取れるのではないかと考えてみました。ちなみに、今までも足に鍼をしていましたが、先に足にやってから、その後に頭という逆の順番だったのです。

また、ここに出てくる頭痛は「厥頭痛《けつずつう》」という種類のもので、足の冷えをともなった頭痛という意味です。

東洋医学には上実下虚《じょうじつかきょ》という考え方があります。これは、足などの末梢への血のめぐりが悪いため、行き場を失った血液が頭部に集中し過ぎてしまっている状態です。「厥頭痛」はまさに上実下虚といいかえることもできます。

上実下虚や厥病になると、基本的に頭部の方へ症状が出ることが多いですが、治療は頭の方よりも、末梢の循環を良くすることが主になります。

ひとつ書き忘れていましたが、私は頭痛の時はたいてい足がすごく冷たくなります。つまり、この「厥頭痛」と症状が完全に一致していたのです。

というわけで、頭痛にはなりたくないのですが、次に頭痛が来たらこの治療順序を自分に試そうと、少し複雑な気分で頭痛が来るのを待ち続け、ついにその日が来ました。

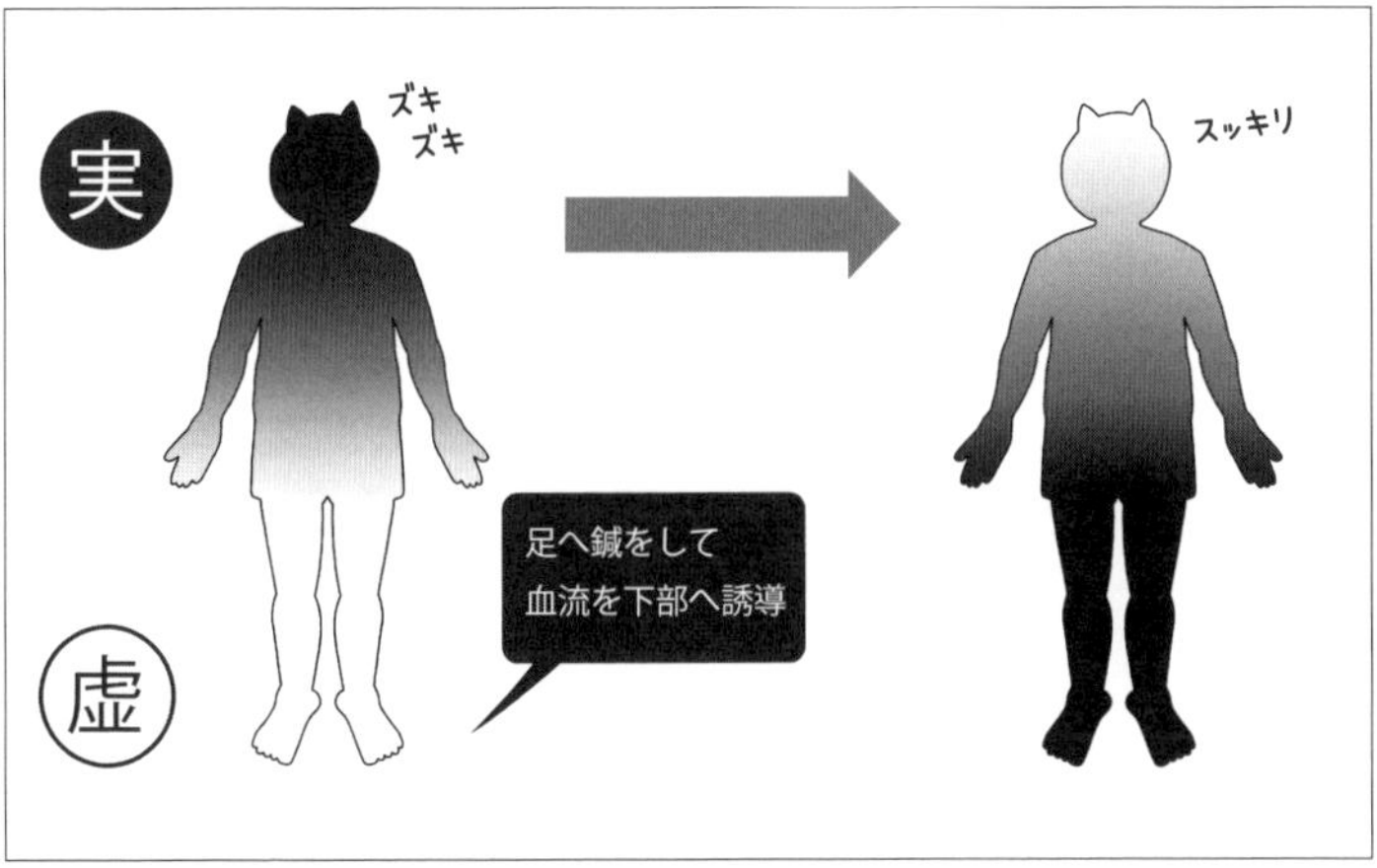

厥頭痛や上実下虚の状態イメージ

5◉期待に反してまた敗北

その日のことです。

今までは首や頭のかなり多くの場所に鍼をしていたのですが、刺激が過度になると余計に頭へ血がのぼってしまうので、この時は凝りや張りの極度に強い場所を厳選し、最小限にします。私の場合は足の冷えを伴う「厥頭痛」なので、その後、足の方へ鍼をするわけです。

そして、治療してみた直後の感想ですが、……正直な話あまり効いた気がしませんでした。

「やっぱりダメか」と思いながら、足に鍼をした後、再度悪あがきにまた頭にやたらめったら鍼をして、最終的に鎮痛薬を服用して敗北感を味わいました。鍼灸の古文献にある「厥頭痛」の治療なんて効きやしません……。

6◉頭痛が悪化して吐くのを覚悟し、手順を守ってみる

そういうわけで、私の頭痛は何をやってもダメだったわけです。

ただ、振り返ってみると、新しく試したやり方において、最初は治療順序を守ったもの

の、直後に効いた感じがなかったので、最終的に順序を無視して再度頭に鍼をたくさんしてしまうという愚行を働いていました。

頭痛がこのままずっと続くのも嫌なので、次はやはり文献に書かれた治療法の通りにちゃんと実践してみようと思いを改めました。再度チャレンジ、というか気持ちの上ではもはやリベンジです。

そして、待ちに待った頭痛の日が来ました。

原則どおり始めに患部に最小限の鍼をして、その後に冷えている足にするわけですが、やはり直後に効いた感じがしません。ですが、前回の経験上これ以上何をしてもダメなのはわかっていたので、その時は痛みが悪化して吐くのを覚悟してそのまま様子を見てみました。

すると、不思議なことに、一時間ほど経過するとなんとなく痛みが軽減し始め、鎮痛薬を服用せずともいつの間にか治まっていました。

今までにないことだったので、自分でも信じられず、今回は偶然そうなったのかもしれないと思いはしましたが、その後も同じような順序で治療をすると少し時間がかかりますが頭痛がゆっくり消失していきました。

7◉足にはツボがたくさんあるので、色々と試す

ここまででわかったことは次の二つです。

①頭のツボへの刺激は直後効果がはっきりと出るが、時間が経つと逆に頭痛が強まることがある。

②足へのツボの刺激は、直後効果がないけれども、早い場合は一五分後くらいで、だいたい二時間くらいかけて段々と効いてくる。

そういうわけで、次の段階としては、足のどのツボが自分にとってベストなのかという探りを入れてみることにしました。

具体的には、いくつか効きそうなツボ候補をリストアップし、頭痛が来る度に使うツボを変化させてみました。すると、自分の場合は束骨《そっこつ》と臨泣《りんきゅう》というツボがかなり劇的に効くようで、また足の冷えもあるせいか鍼よりもお灸が合っているようでした。

この発見をしてからは、外出時に急に頭痛になった時以外は薬を飲まずにすむようになりました。一件落着です。予防効果もあるようで、頭痛の頻度も半分くらいには減りました。

8◉ジョギングをして自分の体が腐っていたことに気づく

というわけで、お灸で頭痛をコントロールできるようになりましたが、やはり頭痛自体の頻度は減るものの完全に予防できず、ちょくちょくやってきてしまうわけです。はっきり言ってこれでは対症療法的です。副作用がないというだけでもすごく安心ですが、頭痛薬がお灸に変わっただけです。

そこで、そもそも自分はいつから頭痛になったのかをじっくり考えると、鍼灸院を開業し、それまで毎日していた自転車での往診をまったくしなくなった頃からです。

往診専門で仕事をしている頃は、患者様宅へ直接訪問するわけですから、毎日最低でも二時間は自転車をこいでいました。しかし、開業後は真逆な生活になります。

自宅から徒歩三分の治療院へ自転車で通勤し、鍼よりも重い物を持たず、狭い治療院の中をほぼ静かに座って過ごしていました。

これはたぶん極端な運動不足が原因なのだろうと思い、周りにジョギングにハマっている元気そうな四〇代の人々がたまたまいたことから、真似して軽めのジョギングを始めてみました。

すると、今までの苦労は何だったのだろうというくらい効果があり、二か月継続した頃から頭痛そのものがもうほとんど来なくなりました。ジョギングといっても、その日の気分次第で二～三キロメートルを二〇分前後かけてゆっくり走るという感じです。家族からは「早っ！　もう帰ってきたの？」と言われるくらいの短いジョギングなのですが、効果はすごくありました。

「流水は腐らず」という言葉が『呂氏春秋《りょししゅんじゅう》』という中国の古典にありますが、まさにその通りで、人間の体も運動しないと淀んでいってしまうのですね。私の体は腐っていたわけです。

このようにして現在は頭痛で吐くことのない平和な暮らしをしているわけですが、自分の片頭痛のセルフケアのためにやっていた方法を同じ片頭痛持ちの方に伝えたところ、頭痛の頻度が減ったり、服薬回数が減ったりと好評だったため、以下にその具体的な方法をご紹介しておきます。

9◉片頭痛のセルフケア

●適応

後頭部から側頭部の片頭痛で、足の冷えがある方が適応です。本章の冒頭でも説明したとおり、頭痛にも脳や循環器系の異常など重大な疾患が隠れているかもしれないので、現代医学的な検査が済んでいて、特に器質的な問題がないものを対象とします。

①お灸

［お灸のツボ］

束骨：足の小指側にある骨の出っ張りのかかと寄りの際。からだの後ろ側を通る経絡と関係している。後頭部の痛みによい。

臨泣：足の小指と薬指の付け根から伸びる骨と骨の間。からだの側面を通り、片頭痛と関係の深い三叉神経の走行と似たルートをめぐる経絡上のツボ。側頭部の痛みによい。

［お灸の回数］

台座付きタイプの場合：基本として一か所に一個行います。もし熱さを感じずに終わった場合、同じ場所にもう一回続けて合計二個すえてください。

透熱灸の場合：だいたい一か所につき五個程度行ってください。冷えの強い方は一〇個程度まで増やしてもよいです。

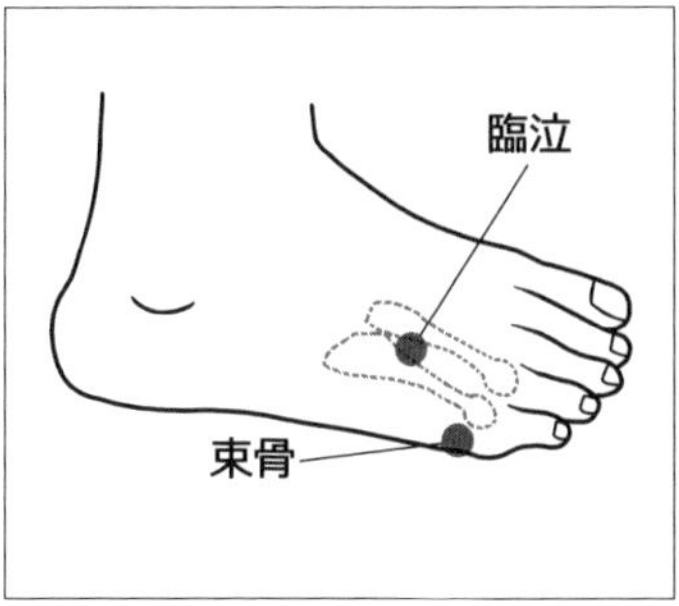

束骨と臨泣

［お灸の頻度］

予防的にやりたいとき：毎日やるのがよいですが、時間がとれない場合は週に二〜三回程度やるようにしましょう。二日おきに一回でもよいですし、三日連続で行って残りの四日は休むといった感じでもよいです。

頭痛が起きているとき：鎮痛効果は二〇分から三〇分前後ではじめますが、完全に治まらない場合は、二時間程度間隔を空けて続けて行っても大丈夫です。

［薬との付き合い方］

軽めの頭痛なら治まるけど、重い頭痛はお灸で対処できなかったという方もいらっしゃいますので、治まる気配がない場合は、あまり我慢せずに普段お使いの鎮痛薬などで対処しましょう。

［お灸の後に首や肩をもまない］

刺激を与える順序が肝心なので、お灸の後は首や肩をもまないようにしましょう。もし首や肩のマッサージをしたい場合は、最初に軽めに行って、その後にお灸をするようにしてください。

②指圧刺激

指圧刺激は頭痛の最中ではなく、症状のない日に予防的に朝晩二回ずつ押しましょう。基本の押し方は五回ずつ行います。

翳風《えいふう》：耳たぶの後ろ側から少し下がったところ。片頭痛持ちの方はたいていこの場所が緊張していて、押すと痛い感じがします。押す際には左右同時に親指ではさむように押すと力が入れやすいです。

四白《しはく》：片頭痛がおきている時に、眼の奥の痛みを訴える方も多いですが、そのタイプの方には四白がおすすめです。場所は黒目の下にある骨の際からさらに指の幅一本分程度下がったところです。

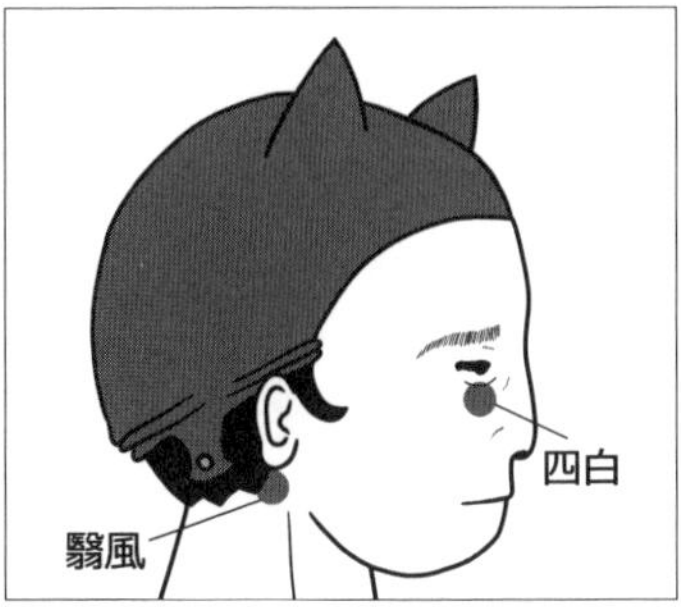

翳風と四白

6 ― 頭痛と目の関係、首や肩の関係

頭痛予防には首や目のケアが大切です。東洋医学には目系や眼系といった概念がありますが、これは目の奥から脳や後頭部につながるルートで、『霊枢』寒熱病篇には「頭目が苦しく痛むときは、後頭部の筋と筋のすき間を治療点として取る」とあります。逆に目を酷使すると、目系を通じて首へ影響がでたりと、目と首は相互に作用します。また、首は肩と同時に緊張することがほとんどで、首と肩と目の三者はそれぞれ独立して考えるのではなく、総合的にケアしていくことが大切です。

7 ― 自分で出来る眼精疲労・目の疲れ解消法

パソコンはもちろんのこと、スマートフォンやタブレットの爆発的な普及によって、現代人は目を酷使してしまいがちで、眼精疲労をお持ちの方は増加傾向にあるようです。

目が疲れた時、無意識のうちに眉間をつまむことがあると思いますが、実は、この眉間

には眼精疲労を取る効果のある睛明《せいめい》というツボがあります。目の周囲には睛明以外にも目の疲れによい場所があるので、以下に自分でできる簡単で効果的な目の疲れ解消法をご紹介します。

1◉目を閉じる

目の周囲のツボを押すときには目を閉じます。目を開いたまま行うよりも、目の周囲がリラックスでき、より効果的にツボ療法が行えるからです。

2◉押し方

①指で押す

ツボを軽く圧迫し、圧迫したまま圧を五秒ほど保持、その後圧を抜きます。これを一か所につき二回くり返します。痛みが出るほどグイグイと強く押さなくても効果はありますので、強く押しすぎないようにしましょう。左右両方同時に押すと短時間ですみます。

②つまようじの裏側を使う

鍼の種類のひとつに鍉鍼《ていしん》という先の丸まったツボ押し用の刺さない鍼がありますが、つまようじの丸まっている側とその形状が似ており、鍉鍼の代用として使うと効果的です。
　つまようじの反対側の丸まっている方の頭を親指と人差し指でつまむようにして持ちます。この時、短く持つほうが垂直に力が伝わりやすいので、指から少しだけつまようじの頭を出しておくようにします。危ないのでくれぐれも尖った方を使わないようにしましょう。押す強さは軽くし、必ず痛い一歩手前で止める程度にしてください。

3◉押す場所

四白：黒目の下にある骨の際からさらに指の幅一本分程度
　下がったところ。
睛明《せいめい》：目頭に取る。
瞳子髎《どうしりょう》：目尻に取る。
頭臨泣《あたまりんきゅう》：黒目のライン上で、生え際から少しあがったところ。

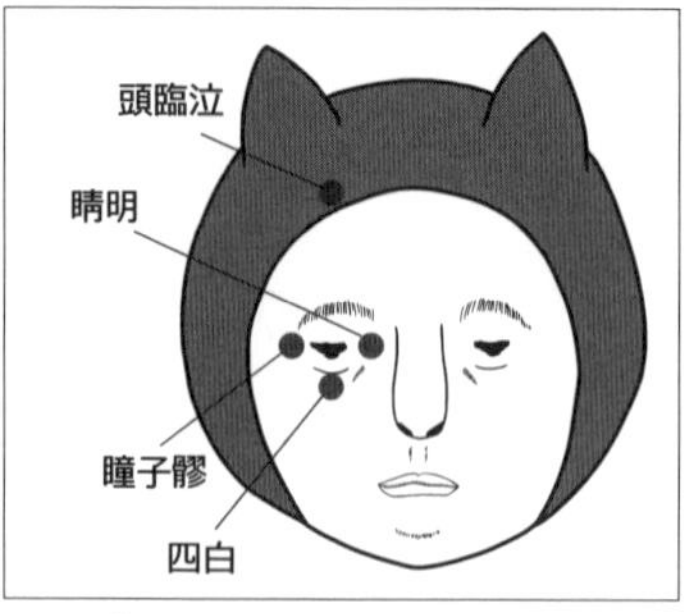

目のツボ

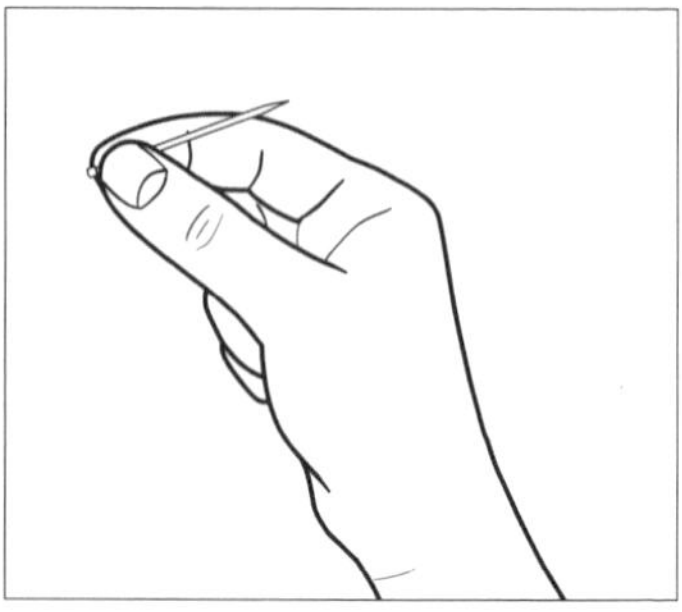
つまようじを短く持つ

8 ― 肩こりを改善する

1◉ペン1本とわずか3分でできる肩こりツボ解消法

厚生労働省の労働衛生管理のガイドラインでは、パソコン等の連続作業時間は一時間をこえないようにし、作業と作業の間には一〇分から一五分程度の休みを加え、さらに連続作業中にも小休止を設けるようにとありますが、同省の行った実態調査を読むとこれがなかなか守られていないのが現状のようです。実際のお仕事のなかではなかなかそれを実施するのは難しいのかもしれません。

しかし肩や首のこりは、集中力を低下させ、仕事のパフォーマンスを下げ、やる気にも影響します。肩こりは適度な休息である程度予防ができるはずなのですが、疲労を回復させるための小休止の時間もとれないほどの忙しさが肩こりを悪化させ、かえって仕事の能率を下げているということもあると思います。

また、子育て中の方は小さな子どもに接して、おむつを替えたり、授乳をしたりと首を下に曲げた状態で色々なお世話をするせいで、首に疲れがたまっていきます。子どもが小さければ小さいほど、自分のケアは後回し、息つく暇もなく忙しく、気づいたら疲れ果てて眠っているということも多いのではないでしょうか。

そんな時間のない方々のために、場所を選ばずできる肩こりケアの方法を考えました。約三分でできますので、ぜひお試しください。また、帰宅後にじっくり台座付きのお灸でケアするのも翌日に疲れを残さないためにおすすめなので、その方法もあわせてご紹介します。ちなみに第2章でご紹介したシュワイショウも短時間でできる肩こりケアとして効果が高く、あわせて行うとよいでしょう。

2◉たったの3分で、場所を選ばず簡単にできる肩こりケアの方法

①肩のこり具合を確認してターゲットとなる「ツボ」を決める
まずは、具体的に首や肩のどこが特にこるのかを、指先全体で押す感じで探って確認します。その際、首と肩でそれぞれ一か所ずつ、最もこりや痛みを感じる場所をはっきりさせます。その場所がターゲットとなる「ツボ」になりますので覚えておいてください。

指を立てて押すより、手の先全体で押す方が「こり」のあるエリアを確認しやすいです。

②首の曲がり具合を確認する
次に、首を横に傾けて、首の曲がり具合を確認します。肩や首がこる方は、曲げると筋

肉がひっぱられるような痛みを感じて、動きが制限されていると思います。

③用意するものはペン1本、まずは押し方の基本を伝授

では、本番に入る前に基本の押し方をお教えします。押し方のコツを身につけるのはすごく大事なので、必ず読んでください。

[末端に丸みのあるペンを用意]

キャップや本体の後ろの端が丸くなっているペンを用意。ペン以外でも、尖端が丸くなっている、手の平に収まるサイズの棒でしたらなんでもよいです。

[ペンの持ち方]

ペンの丸くなっている部分を下に、握るようにして持ちます。丸くなっている部分は、小指の端から一・五～二センチ程度出しておいてください。

④押し方

ペンの丸くなっている部分で、ツボを垂直に押し、そのまま圧力を保持。五～一〇秒く

らいしたら力を抜きます。これを一か所につき三回くり返します。押す力が強すぎると後からダルくなったりしますので、痛いちょっと手前くらいがベスト。

⑤ダメな押し方の例

押した後、ついついグリグリしたくなりますが、グリグリと動かすと刺激が強くなりすぎて症状が悪くなってしまうことが時々ありますのでやめましょう。

3◉厳選された肩こりの「ツボ」を効率よく押す

さあ、いよいよ本番です。慣れると全行程三分程度で終わると思います。押す順序も大事だったりしますので、以下のツボを順番に押していってください。

手順1:後渓《こうけい》を押す

手を握るとできる小指側のシワの端あたりを、真横

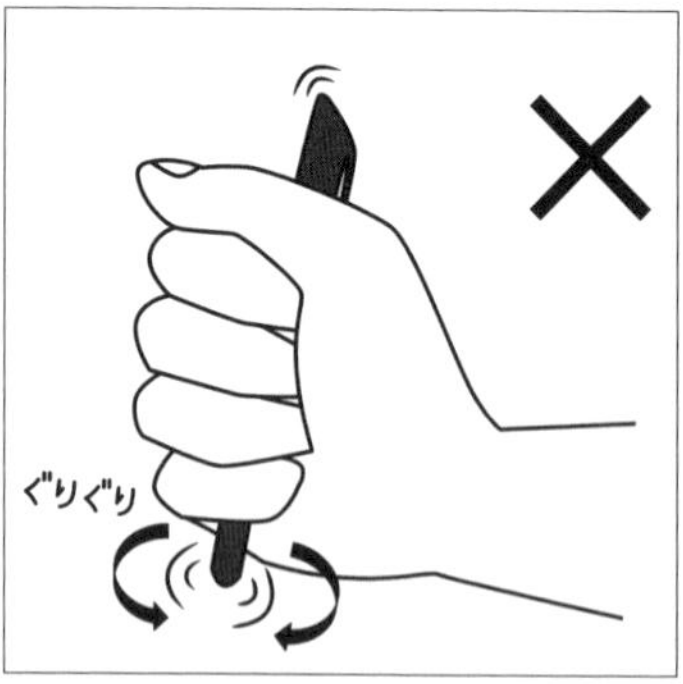

ダメな押し方

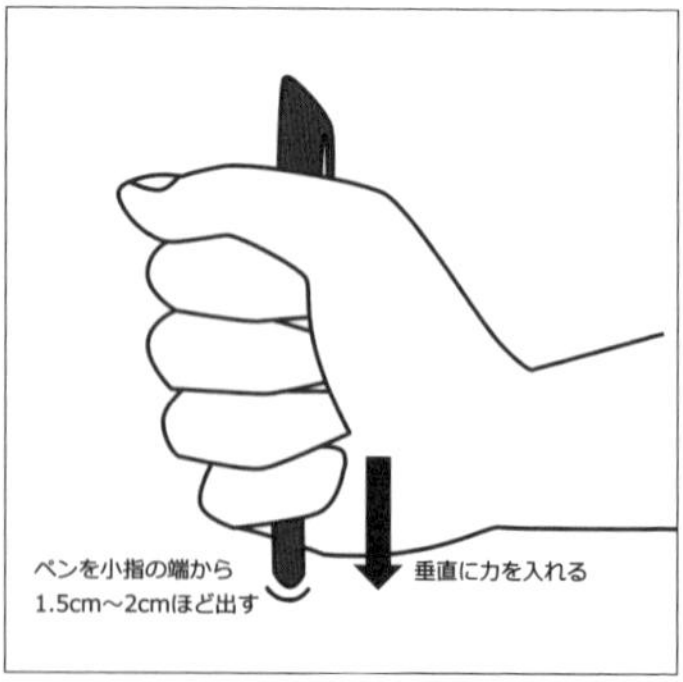

ペンの持ち方と押し方

から押します。

手順2：曲池《きょくち》を押す

肘を曲げるとできるシワの端あたりを押します。

手順3：首と肩の最も「こり」を感じる場所を一か所ずつ限定して押す

肩や首は、たくさんやりすぎるとダルくなってしまうことがあるので、最初にこりを確認する段階でターゲットにした場所を肩と首でそれぞれ一か所ずつ選んで押します。何か所も押すのはできるだけ避けましょう。

4◉効果の確認。ジワジワ効いてくるので、焦らずやりすぎないのがコツ

ツボ押し後に再度首を曲げてみると、首の可動域が広がったり、痛みや凝りが緩和されていたりするはずなので、やる前の感覚を覚えておいて確認してみましょう。

基本的にこの方法は三〇分から一時間くらいかけてジワジ

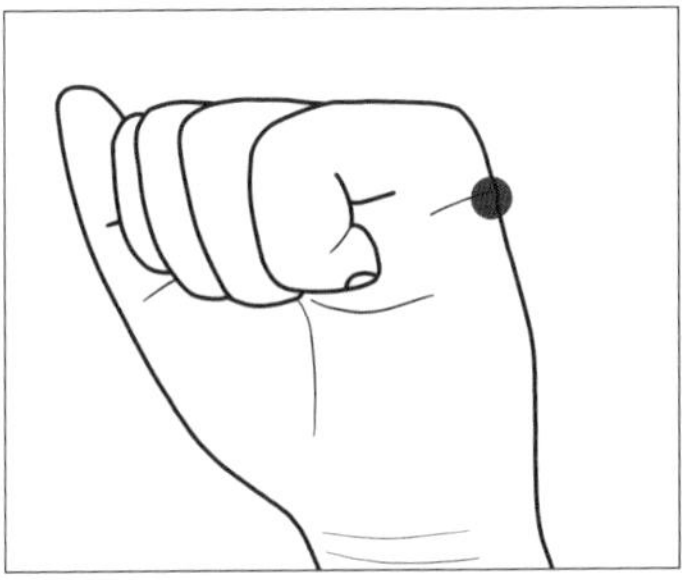

後溪

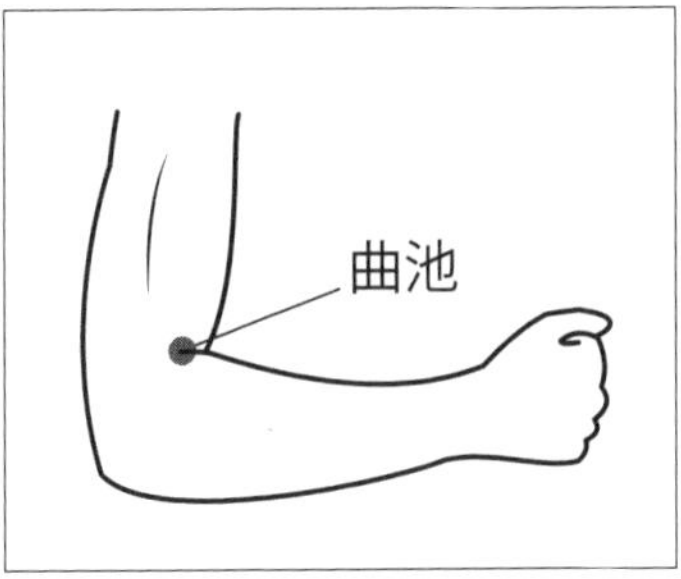

曲池

ワと効果が出てくるやり方なので、即効性を求めてやり過ぎないようにしてください。たくさん押せば直後にスッキリするかもしれませんが、後からダルくなってしまうことがあります。ここでご紹介したツボは、肩甲骨の周囲にも関係するツボなので、だんだんと背中に暖かさを感じてくることもあります。

物足りない場合は、連続してやるのではなく、二〜三時間程度間隔を空けてやってみてください。また、片方の肩だけ凝る場合も、左右両方行うとより効果的なので、必ず両側やるようにしましょう。

5◉肩凝りのお灸

セルフケア用に自分でお灸を置くことのできる場所にあるツボを選びました。鏡を見ながら首や肩にお灸をするという器用な方もいらっしゃいますが、ツボ押しと同様にやり過ぎると逆効果になることもあるので、もし肩と首にすえる場合はそれぞれ一か所ずつにしましょう。また、体の上部だけにお灸をすると頭が上せてきてしまうことがあるので、必ず手のツボとセットでやるようにしてください。

①ツボの位置

外関《がいかん》：手首を反らせるとできるシワの中央から、肘に向かって指三本分くらい上。スジとスジの間に取る。

曲池：肘を曲げてできるシワの外端。

後溪《こうけい》：手を握るとできるシワの外端。

臂臑《ひじゅ》：ワキの下の外側で、筋肉の溝のあたり。押して痛むところ。

②お灸の回数

[台座付きタイプの場合]

基本として一か所に一個行います。もし熱さを感じずに終わった場合、同じ場所にもう一回続けて合計二個すえてください。

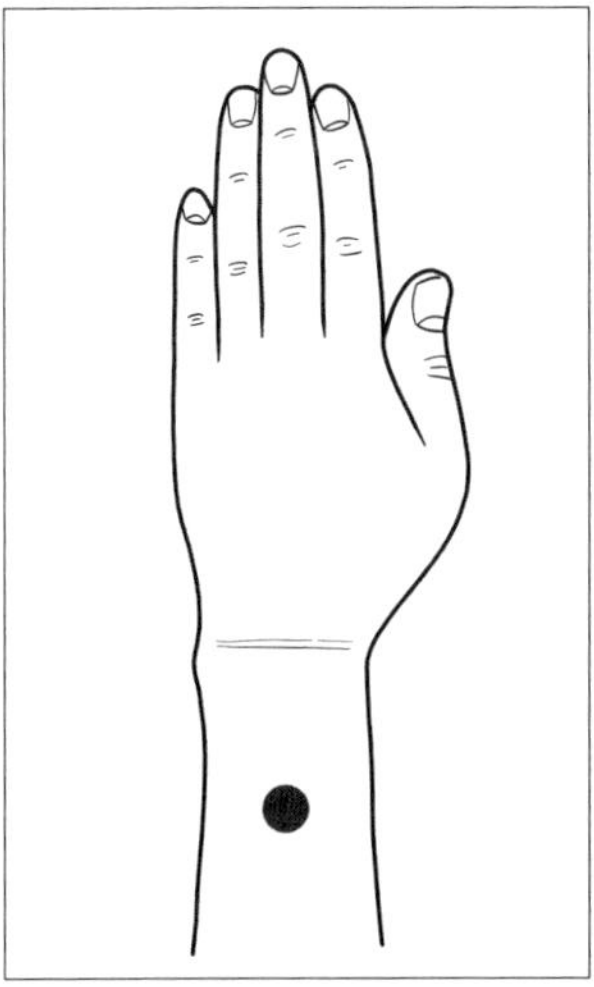

外関

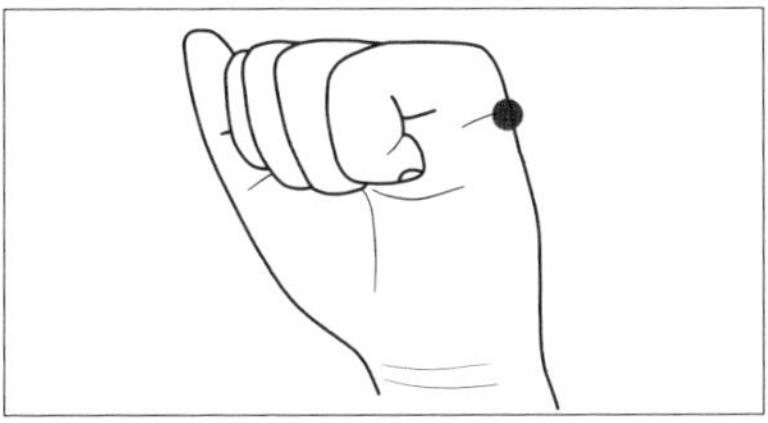

後溪

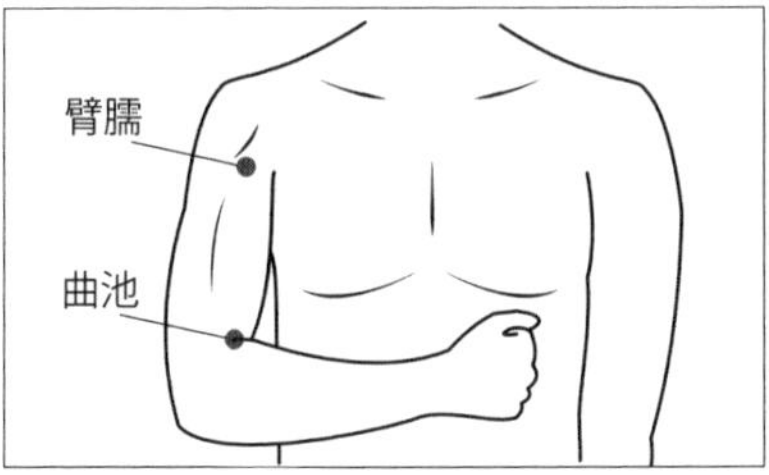

曲池と臂臑

［透熱灸の場合］
一か所につき三〜五個程度行ってください。

③お灸の頻度
できれば毎日行い、時間が取れない場合は週に二〜三回程度行います。

9 ― 腰痛を改善する

1◉経絡を使った腰痛のセルフケア

病気や怪我で自覚症状のある方のことを有訴者といいますが、国民生活基礎調査によれば腰痛は男女ともに有訴者率の上位に入り、男性の場合はトップの多さになっています。

肩こりもそうですが、腰痛は同じ姿勢で長くいることで疲労が蓄積し、血行が悪くなることが原因のひとつとして考えられています。また、極度な運度不足で知らないうちに筋力が落ちて、少しの負荷でも疲労しやすい状態になっているという方も多いでしょう。

やはり基本としては、連続する作業中に小休止を入れたり、普段から適度な運動を心がけたり、筋力をつけたりすることが根本的な予防にはよいですが、なかなかそれが難しい場合は、腰と関係するツボで東洋医学的な腰痛対策をやってみましょう。

腰は自分でお灸をのせるのが難しく、セルフケアしづらい部位ですが、足の経絡を通じて間接的に腰の緊張を緩和することが可能です。

2◉腰と関係する経絡のお灸ツボ

①ツボの場所

陽陵泉《ようりょうせん》：腓骨頭（膝の横の大きな骨のでっぱり）の下に取る。

飛陽《ひよう》：足首から膝にかけての中間にあり、ふくらはぎの外側の中に取る。押すと痛むところを探してすえると効果が出やすい。

築賓《ちくひん》：足首から膝にかけての中間にあり、ふくらはぎの内側の中に取る。押すと痛むところを探してすえると効果が出やすい。

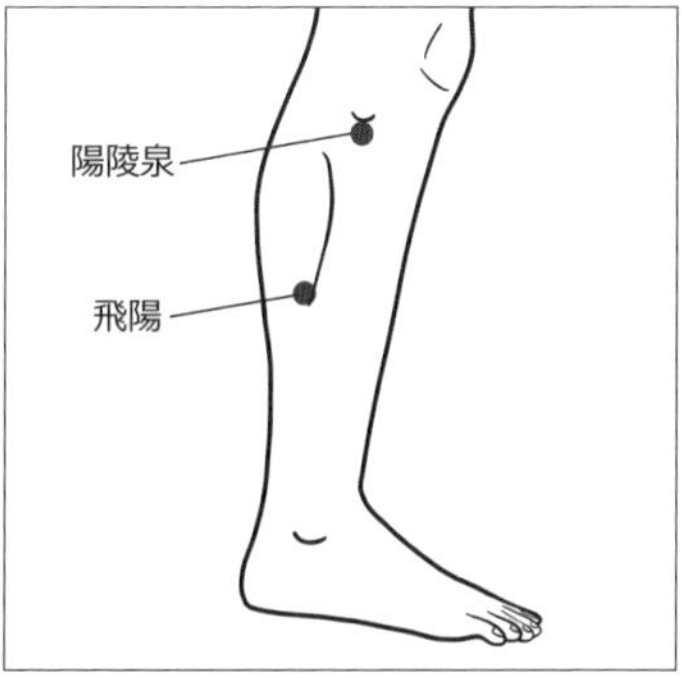

腰痛のツボ：陽陵泉と飛陽

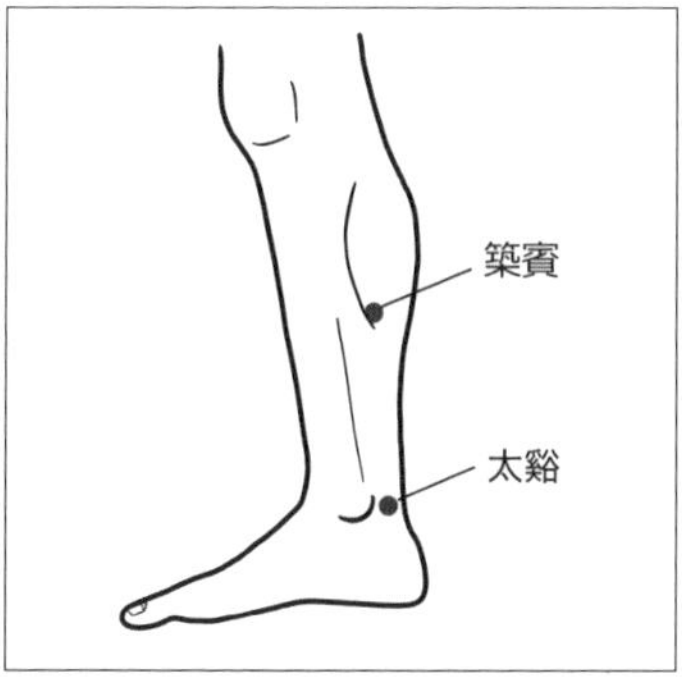

腰痛のツボ：築賓と太谿

太谿《たいけい》：内くるぶしとアキレス腱の間に取る。

②お灸の回数

［台座付きタイプの場合］

基本として一か所に一個行います。もし熱さを感じずに終わった場合、同じ場所にもう一回続けて合計二個すえてください。

［透熱灸の場合］

一か所につき三～五個程度行ってください。

③お灸の頻度

できれば毎日行い、時間が取れない場合は週に二～三回程度行います。

④注意事項

腰の悪い方は無理な姿勢でお灸をすえていると腰が余計に痛くなってしまうことがあるので、体勢的にやりづらい場所のお灸は透熱灸ではなく台座灸を使ってください。

10 ― 自分でできる動悸の対処法、ドキドキを抑えるツボ

胸部の不快症状は睡眠障害と大きく関わっていると第1章でご説明しましたが、この胸部の不定愁訴として代表的な症状が動悸になります。東洋医学では動悸のことを怔忡《せいちゅう》や驚《きょう》悸《き》などとも呼び、漢方や鍼灸などで対処してきた歴史があります。

1◉心血虚タイプはストレス性の動悸になりやすい

東洋医学的な動悸の原因として、心血の虚があります。「虚」は、不足という意味になりますが、機能不全ともとることができます。心血の虚タイプは、症状的には鼓動を大きく体で感じるタイプの動悸が出やすいようで、『丹渓心法《たんけいしんぽう》』という明代の医学書には血虚タイプの動悸は「ほんとうに心が跳ねているように体感する」と記載されています。また、ストレスで誘発されるタイプの動悸も心血の虚が関係しています。

2◉過労や更年期などによる腎の機能低下

腎の機能低下も動悸の原因であると考えられています。ここでいう腎は東洋医学的な腎のことで、この腎には心臓の働きを制御する働きがあります。つまり、腎の機能が低下することで、心臓が暴走し、動悸が発生するというわけです。

腎の働きが悪くなる原因としては、過労があげられます。また、腎の働きは年齢とともに低下していくので、更年期に発生する動悸も多くが腎と関係しています。

3◉腹部の滞りと動悸

動悸のその他の原因に、腹部の滞りがあります。医学古典中にはたとえば『脈因証治《みゃくいんしょうち》』に「痰飲が中脘《ちゅうかん》をふさぐ」とあり、この「痰飲」は諸説ありますが停滞して変性した水分であると考えられています。中脘とは、おへそとみぞおちの中間点あたりにあるツボのことです。

実際、臨床の現場でも動悸の治療をする際には、中脘からみぞおちにかけての状態を観察して、硬結《こうけつ》（凝り固まった感じ、しこり）や張りなどがある場合に鍼やお灸をすることがあります。

4◉動悸治療のお灸

動悸の治療は、腎や心の働きを改善する手足の経絡に対する治療と、腹部や背部の治療がポイントとなります。背部は自分でお灸などをするのは難しいですが、手足や腹部でしたら可能なので、セルフケアのツボ療法をご紹介します。

①腹部のツボ

関元：おへそから指の幅四本分くらい下に取る。動悸の原因のひとつである、過労による全身的な疲労感によいツボです。

中脘：おへそとみぞおちの中間点に取る。腹部の滞りに対するツボです。動悸に上腹部の張りを伴っている場合は、このツボを使います。

②手足のツボ

内関：手首のシワの真ん中から指三本分上で、腱と腱のすき間に取る。動悸以外にも不安感の強い方などにもよく使われるツボです。

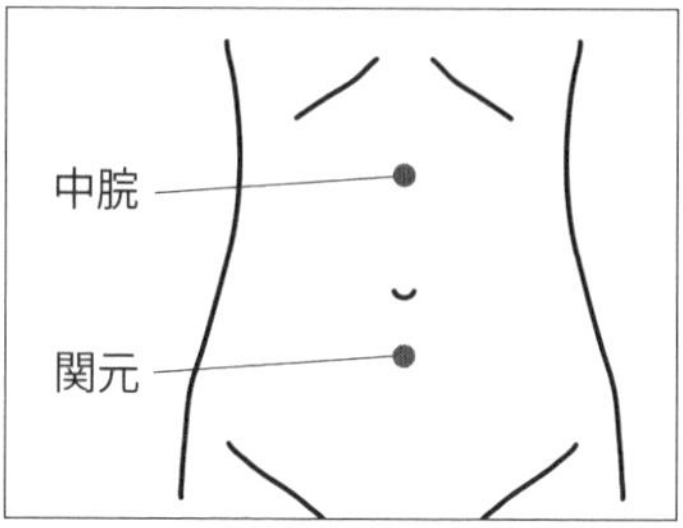

腹部のツボ：関元と中脘

太淵《たいえん》：手首を曲げてできるシワの親指側の端に取る。このツボはどちらかというと、胸部の緊張をとる作用があり、動悸にもよいですが、胸部の不快感が強い時に向いています。

然谷《ねんこく》：内くるぶしの斜め下にある骨の出っぱりの下に取る。ストレス性のものにはそれほど効果が出ないかもしれませんが、腎のタイプの動悸に特に効果的なので、更年期の動悸や、過労による動悸におすすめです。

③お灸の回数

［台座付きタイプの場合］

基本として一か所に一個行います。もし熱さを感じずに終わった場合、同じ場所にもう一回続けて合計二個すえてください。

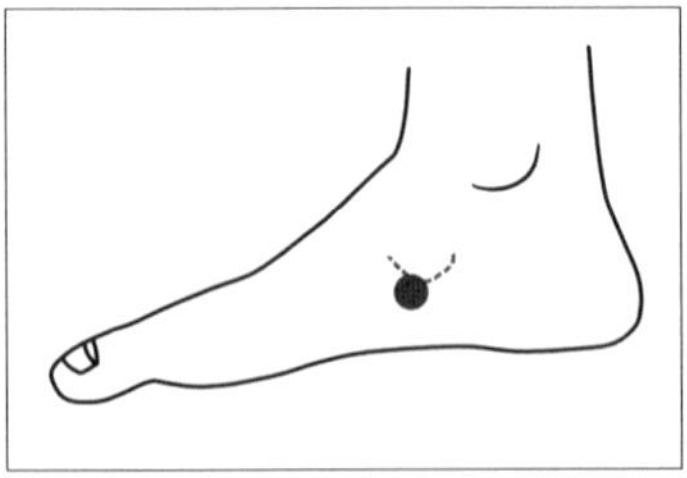

手足のツボ：然谷

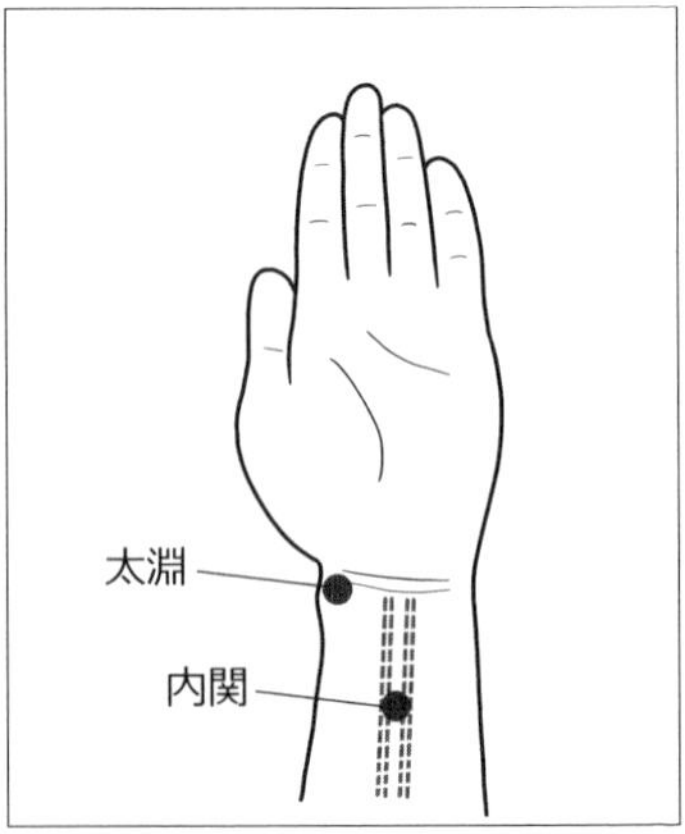

手足のツボ：太淵と内関

[透熱灸の場合]
一か所につき三〜五個程度行ってください。

④お灸の頻度
できれば毎日行い、時間が取れない場合は週に二〜三回程度行います。

5◉応急処置的にツボを押す
外出中や、夜間布団の中で症状が出たときなど、すぐにお灸をできない状況の時は、以下の手順で深呼吸しながら内関と太淵を指で圧迫する刺激をします。刺激後徐々に落ち着いていくことの方が多いので、直後に効果がでないからといって何度も続けてやらず、三〇分程度様子をみてください。

1　左内関を押しながら七回ゆっくりと深呼吸
2　左太淵を押しながら七回ゆっくりと深呼吸
3　右内関を押しながら七回ゆっくりと深呼吸
4　右太淵を押しながら七回ゆっくりと深呼吸

11 ― 胃をととのえて内臓の働きを改善する

1◉胃は元気の源

東洋医学の中にも色々な流派があるのですが、その中に補土派という一派があります。「補土」はそのまま読めば「土を補う」ということですが、医学書の中で「土」は「胃」という意味で用いられることがあります。つまり、補土派は胃を大切にする流派ということになります。

補土派の開祖と呼ぶにふさわしい人物といえば、李東垣です。東垣は晩年の一二四九年に『脾胃論』という著作を完成させ、現在も広く読み継がれています。その中では、補土派の基本思想について以下のように説明しています。

元気の充足は、すべて脾胃に損傷がないことに依拠する。[1]

つまり、胃がしっかり働いて体を滋養してくれることで気が充足し、治癒を早めたり、健康を維持することができるということです。
『脾胃論』という書名には、「脾」という文字が入っていますが、これは現代医学の脾臓ではなく、医学文献中では「脾胃」のように二文字セットで使われることが多く、両者を合わせて今でいうところの食べ物を消化吸収する働きのある胃に近いものです。ここではわかりやすいように「胃」と統一して説明します。

2◉胃が悪いと夏バテしやすくなる

胃の調子が良いことが全身の健康につながるというのが『脾胃論』の思想なわけですが、逆に、胃が虚弱であると、全身的な不調をさまざまきたします。『脾胃論』の中には、「胃の気が虚すと、耳目口鼻がともにこのために病んでしまう[2]」とあり、通常胃とは関係のなさそうな器官の病気とも関連づけられています。

　また、胃がしっかりしていないと、気候の変動に対する適応力が低下するようで、特に湿気や熱気の強い時期に体調を崩しやすくなり、持病を悪化させることもあるようです。日本の場合は、梅雨から夏に調子が悪く、夏バテしやすい方は、普段から胃をいたわる生活を心がけるようにしましょう。

3◉胃をいたわる三箇条

では、そんな大切な胃ですが、どのようにいたわっていけばよいのでしょうか。『脾胃論』の内容から三箇条にまとめてみました。

①過飲食を避ける
②刺激の少ない物を食べる
③ストレスを避ける

①過飲食を避ける――疲れている時ほど夜のドカ食いと深酒を避ける
食べ過ぎや飲み過ぎを避けるのは、胃をいたわる最も効果的な方法です。ただ、お酒を控え、食欲をコントロールするのは意志の力に頼るため、なかなか実行が難しいところですね。また、第2章でもご紹介した通り、過食は不眠の原因とも考えられています。疲れている時ほど、夜のドカ食いや深酒を控えて、快眠できる状態にしておきましょう。

②刺激の少ない物を食べる――スパイスは適量に
お酒や、過度に冷たい物や熱い物がまず基本として避けるべき刺激物です。また、本草

学的に「辛熱」の性質を持った物も摂り過ぎないようにしましょう。

この「辛熱」とは、味が辛くて身体を温める食材のことで、唐辛子などのスパイスがこれにあたり、日本人はあまり使わない八角も避けるべき物として考えられています。また、お好きな方も多いと思いますが、ショウガパウダーなどの「乾姜」もほどほどにした方が良さそうです。

③ストレスを避ける——胃をいたわることでストレスの影響も減る

精神的ストレスは主に「心」へ悪影響を及ぼし、それがさまざまな症状を起こす引き金となります。東洋医学では「心」と「胃」はちょうど「母」と「子」の関係のように考えられています。ストレスによって「胃」の母である「心」が不調になると、その子である「胃」も影響を受けて病んでしまうわけです。
そのため、ストレスによって体調を崩している場合は、「心」に対する治療だけでなく、同時に「胃」を調えるとよいと考えられています。[3]
根本的なストレスを解決するのが最も望ましいですが、仕事や家庭が関わる場合は、現実としてストレスを避けることが不可能です。せめてストレスが身体に与える影響を少しでも軽くするために、普段から胃をいたわっておきましょう。

4◉胃が弱ると百病を生じる

『脾胃論』には「胃が弱ると五臓六腑、十二経脈、十五絡、四肢の働きが低下し、百病を生ずる」[4]とあります。五臓六腑とは簡単にいうと内臓のことになりますが、胃の不調は内臓をはじめとして全身に影響を与えます。補土派の開祖が書いた本なので、少々大げさな所もあるかもしれませんが、日頃から少なくとも飲みすぎや食べ過ぎに注意したり、スパイス中毒の方は量を抑えるようにして、胃に優しい生活を送るようにしたいですね。

［註釈］

1：「元氣之充足、皆由脾胃之氣無所傷」『脾胃論』脾胃虚實傳變論。

2：「胃氣一虚、耳目口鼻、倶爲之病」『脾胃論』脾胃虚實傳變論。

3：『脾胃論』では、心火が脾に乗ずると表現されており、また、七情の乱れによる病を治療する方法として、「善治斯疾者、惟在調和脾胃、使心無凝滞」（安養心神調治脾胃論）とあります。

4：「胃虚則五臓、六腑、十二経、十五絡、四肢、皆不得営運之氣、而百病生焉」大腸小腸五臓皆属於胃胃虚則倶病論。

12 ― 悩み多き胃をととのえる

胃の不調は百病のもととなるわけですが、『素問』陰陽応象大論には「思は脾を傷る」とあり、これは過度に思い悩むと「脾」を損傷してしまうという意味です。この脾は、前節でもご説明したとおり、胃と近い働きがあるもので、ストレスによって胃腸の調子をくずすという経験を古代の人もしていたようです。

また、東洋医学には先天的に各人に備わっている先天の気と、食べ物から吸収される後天の気という概念があります。つまり、胃だけでなく、消化吸収と関係の深い腸もととのえることが健康管理に大切なわけです。以下にご紹介する基本のツボは胃と腸両方の働きを改善しますが、特に慢性的に便が緩かったり、下痢をした時などは、下痢治療のツボを基本のツボに加えてお灸をしてみてください。

1◉胃腸を調える基本のツボ

●つぼの場所

足三里：膝の皿の外側の角から、手の平と同じくらいの幅分下がった所で、すねの骨の際に取る。

章門《しょうもん》：わき腹のあたりにある肋骨のかどの下にとる。

胃兪《いゆ》：へそとみぞおちの中間点をまず取る。その中間点の真裏である背骨からだいたい指の幅三本分くらい外側にある。

2◉下痢治療のお灸

①お灸の場所

関元：おへそから指の幅四本分くらい下。

天枢：おへそから指の幅三本分くらい外側。

水分：おへそから親指の横幅一本分ほど上。

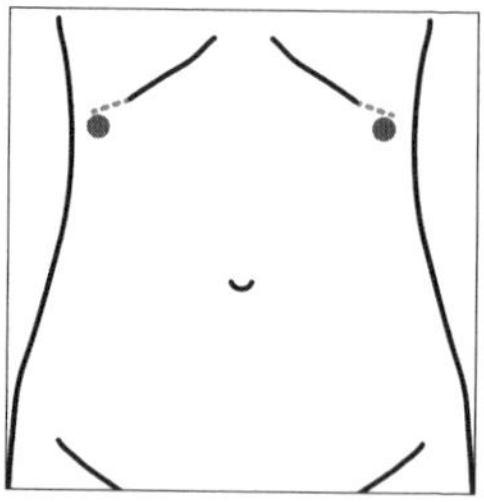

胃腸の基本ツボ：章門

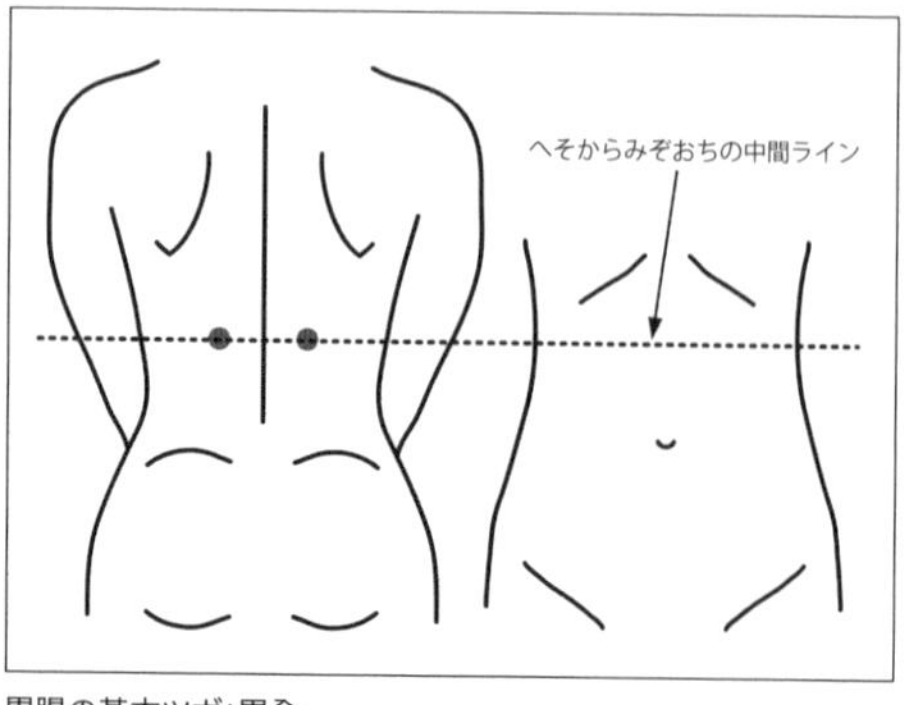

胃腸の基本ツボ：胃兪

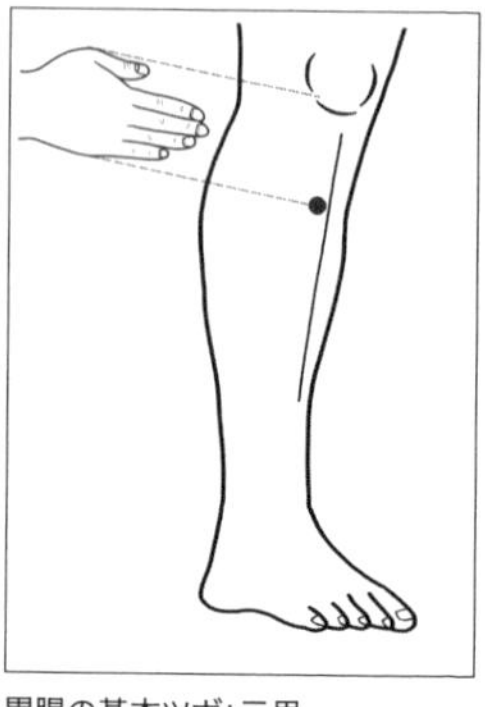

胃腸の基本ツボ：三里

②お灸の回数

［台座付きタイプの場合］

基本として一か所に一個行います。もし熱さを感じずに終わった場合、同じ場所にもう一回続けて合計二個すえてください。

［透熱灸の場合］

一か所につき三〜五個程度行ってください。

③お灸の頻度

慢性的に便が緩かったり、下痢をしやすい場合はできれば毎日行い、時間が取れない場合は週に二〜三回程度行います。それ以外の急な下痢は症状があるうちは毎日行って、朝晩二回程度すえてもよいです。

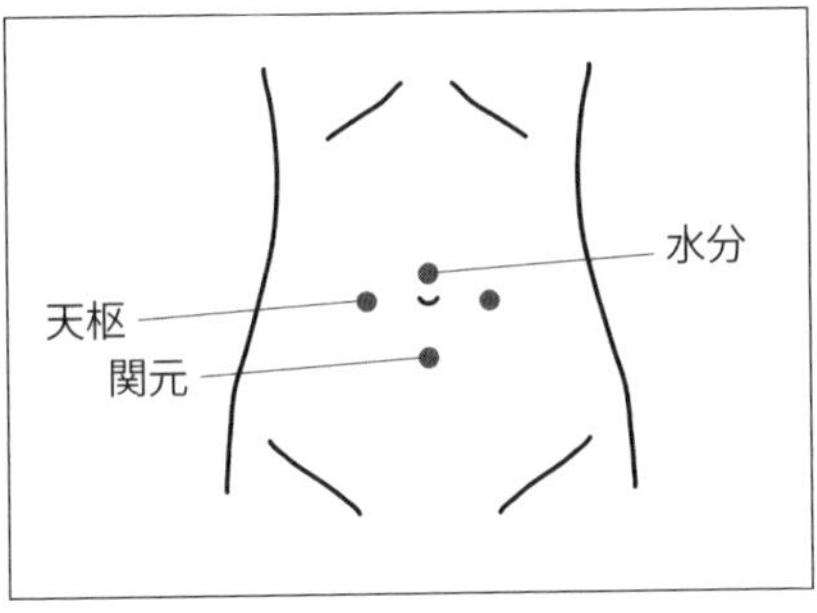

下痢治療のお灸

13 ― 食事は五つの味をバランスよく

東洋医学では食べ物の味を大きく五つに分類し、この五つの味は五味と呼ばれています。五味は具体的には「酸（すっぱい）」「苦（にがい）」「甘（あまい）」「辛（からい）」「鹹（しょっぱい）」の五種類です。

この五味の効果については、『素問』蔵気法時論に書かれていて、参考までに引用すると以下のようになります。

酸（すっぱい）――収（ひきしめる）
苦（にがい）――堅（かためる）
甘（あまい）――緩（ゆるめる）
辛（からい）――散（発散・発汗）
鹹（しょっぱい）――耎（やわらかくする）

このように、それぞれ特有の効果があるわけですが、逆に偏食するとその効果が強く発揮されすぎてしまい、身体に悪い影響を与えます。たとえば『素問』五蔵生成論には「甘味を多食すると、骨が傷んで髪の毛が落ちる」と記載されています。五味の偏食の害については医学古典中にかなり多くの情報があり、法則性もないためたいへん複雑なものになっています。

そのため、五味だけで食養生をするというのは、東洋医学のプロでも判断に迷ってしまう難しいものです。よく一般向けの薬膳の本などに、中国古代の五行説という理論と結びつけた安直なものを目にしますが、そういったものを参考に自己判断して五味を用いた食養生をするのはあまりおすすめできません。

五味論の応用として最も手軽に行えるのは、この五つの味を調味料などではなく、食べ物からバランスよく取ることです。五味のバランスを意識するだけで自然と色々な品目のものを取るようになると思うので、時々自分がよく食べている味を思い出して、偏りがないか分析してみましょう。

14 大豆食品の効能を江戸時代の文献より探る

味噌や豆腐などの原料にもなり、節分の豆まきでも使われる大豆は、日本人にとって大変なじみ深い食材です。最近では、大豆イソフラボンという成分も注目されているようですが、東洋医学的に大豆とその加工食品にどういった効能があるかを、江戸期の『本朝《ほんちょう》食鑑《しょっかん》』という本草書から調査してみたところ、胃腸の機能を改善するということがわかりました。

『本朝食鑑』は江戸時代の人見必大《ひとみひつだい》がまとめた本草書で、日本人独特の食習慣に合った食物の情報が収録され、たとえば蕎麦や魚の薬味としてのワサビについてや、大豆製品では納豆の健康効果まで記載されています。では、大豆は味噌や豆腐などに形を変えるとどのような効能が加わるのかみてみましょう。

1◉大豆食品の効能

①大豆

意訳：気を下げ、胃を寛がせ、腸の通りを良くする。

まず、大豆そのものの効能ですが、原文に「気を下げる」とあります。わかりやすい症状で例えると、頭がのぼせた状態を改善するということです。また、「寛中利腸」とあり、胃腸の通りを良くすると解釈ができます。なお、『本草綱目』では、「水腫を消す」とあるので、むくみの解消にも応用できそうです。

②味噌

意訳：補中益気し[1]、脾胃を調え、心腎を滋養し、嘔吐や下痢を止め、四肢を強くし、鬚や髪の艶を増して黒くし、皮膚を潤し、産後のめまい、敗血及びねんざや打撲などの損傷による血の鬱滞を治める。[2] 病後の衰弱を回復し、老人や小児にも良いものである。酒の毒及び魚や肉、野菜、菌類の毒を解く。

［註釈］

1：補中益気は「中を補い、気を益す」ことで、全身的に温め補う作用のこと。本章でご紹介した脾胃を重視する流派の開祖である李東垣によって、補中益気湯という薬が開発され、補中は脾胃を補うという意味としても解釈されている。

2：「敗血」とは産後に生ずる血の異常の類。『婦人良方大全《ふじんりょうほうたいぜん》』産後血暈方論第五に、「敗血」が肝経に流入することで血暈になるという記載がある。

大豆食品の中では、味噌が最も効能が多く、日常的に食事の中に取り入れると良さそうな印象です。基本としては胃腸の症状全般に効果的で、病後や産後の体力回復など、滋養に良いという感じです。味噌汁などにすれば手軽に食事に取り入れることができますね。

③納豆

意訳：気を下げ、胃を調え、食を進め、解毒作用がある。

味噌と同様の発酵食品ですが、こちらは大豆そのものとほぼ同じ効能になっています。

④豆腐

意訳：熱を冷まし、血の鬱滞を散らし、目の充血、腫れ痛むものを治め、腹の張りを消し、大腸の濁気を下し、慢性の下痢を止め、酒の毒を解く。

豆腐は冷やす性質があるので、熱を冷まします。その反面で、食べ過ぎると腹を冷やして下痢をするとされています。「久痢（慢性の下痢）」への効果をうたっているので、矛盾を感じなくもないですが、食べ過ぎたときに発生する害ということでしょう。

また、「血を散じ」とありますが、これは血の滞りを散らすようなイメージです。目が充血し、腫れ痛むような時にもよいというのも、他の大豆食品にはない効能になります。基本的な胃腸症状に対する効果は、大豆そのものを食べるのとそれほど変わりません。

2◉大豆イソフラボン摂取よりも大豆を食べることに意義がある

以上が『本朝食鑑』にある大豆食品の効能でした。基本的にはやはり大豆本来の胃腸を調える効果が共通としてあり、後はそれぞれの食品特有の効果があるようです。日本には味噌汁という素晴らしい食文化もありますし、味噌が特に日常的にとるのに良いですね。

冒頭で大豆イソフラボンについても触れましたが、そもそも大豆は大豆イソフラボンのみで構成されているわけではないので、本草学的な効果を得たい場合は、サプリメントなどではなく、食べ物そのものをとるようにしましょう。もしサプリメントを飲む際は、食べ物として食べた場合ではありえない過剰摂取のリスクがありますので、摂取量には十分お気をつけください。

15 ― 女性の悩みを改善する――瘀血のセルフチェックとお灸で婦人科の症状を改善

1◉瘀血《おけつ》とは

東洋医学には瘀血という概念がありますが、これは単純にいうと血流障害のことで、現在ではほとんどの場合、婦人科系の症状と関連付けられている腹部の瘀血のことを指しています。

この「瘀血」は『素問』では「悪血」と表現されていることもあり、「悪い血」という意味合いもあったと思われ、イメージ的には鬱滞した体に悪さをする血ということです。もともとは、女性の症状と関連する腹部の瘀血の他に、打撲や骨折による瘀血や、胸部や足や皮膚の瘀血などさまざまあり、男女関係なく存在するものですが、ここでは女性の症状に関係する瘀血について取り上げ、その発生機序や、セルフケア法についてご説明します。

2◉どうして瘀血が発生するか?

女性の症状と関連する腹部の瘀血は、月経の異常などによって経血が順調に出きらない場合や、産後の悪露が残ってしまうことで、だんだんと蓄積していくと考えられています。

特に月経が遅れる稀発月経と関連が深く、この稀発月経は東洋医学的には冷えと関係しています。中国宋代の婦人科専門書である『婦人良方大全』には血の性質として「寒を得れば則ち凝渋す」と記載され、冷えることで血が凝り固まってしまい、生理が遅れたり来なくなってしまうわけです。このように経血が順調に出きらないと、瘀血が生成されると仮定されています。

そして、生成された瘀血によってさらに子宮の働きが低下し、それによってまた月経が遅れてしまい、次々と腹部に瘀血が蓄積されてしまうという負のスパイラルにおちいってしまうと考えられています。

3◉瘀血のセルフチェック方法

『腹証奇覧《ふくしょうきらん》』という江戸時代の医学書があります。この医学書は「腹診《ふくしん》」というお腹を手で触って全身の状態を推測する、東洋医学独特の診断法についてまとめられたものです。その中に、腹部の瘀血を改善する「下瘀血湯」という漢方薬を処方すべき腹証として、おへその下に濃い色で診断点がマークされています。

臨床的にも生理痛・不妊症・稀発月経などの方の下腹は実際にかなり緊張していること

が多く、その下腹部の緊張部に鍼やお灸をして、張りやしこりが緩和するにつれ、症状も改善していくのを経験しています。また、自宅でご自分の腹部の張りやしこりに対してお灸をしてもらうようにもしていますが、その際のセルフチェック法は次のようになります。

自分でできる瘀血チェックの方法ですが、まず仰向けに寝ます。次にご自分のおへその下あたりに両手を置き、人差し指から薬指の指の腹全体を使って、力を入れすぎないようにゆっくりと垂直に押しこんでいきます。さぐる範囲としてはお臍の下から股関節の上あたりまでで、指をずらしながらみていきます。その際、硬さを感じたり、痛みや重だるさなどの不快感がある場合はそれを瘀血と仮定することができます。

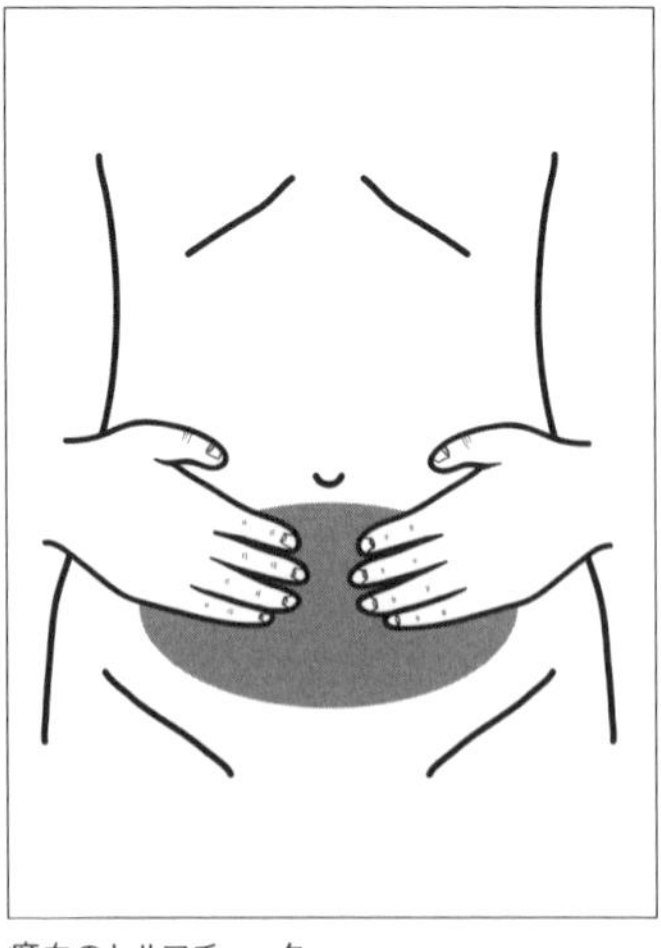

瘀血のセルフチェック

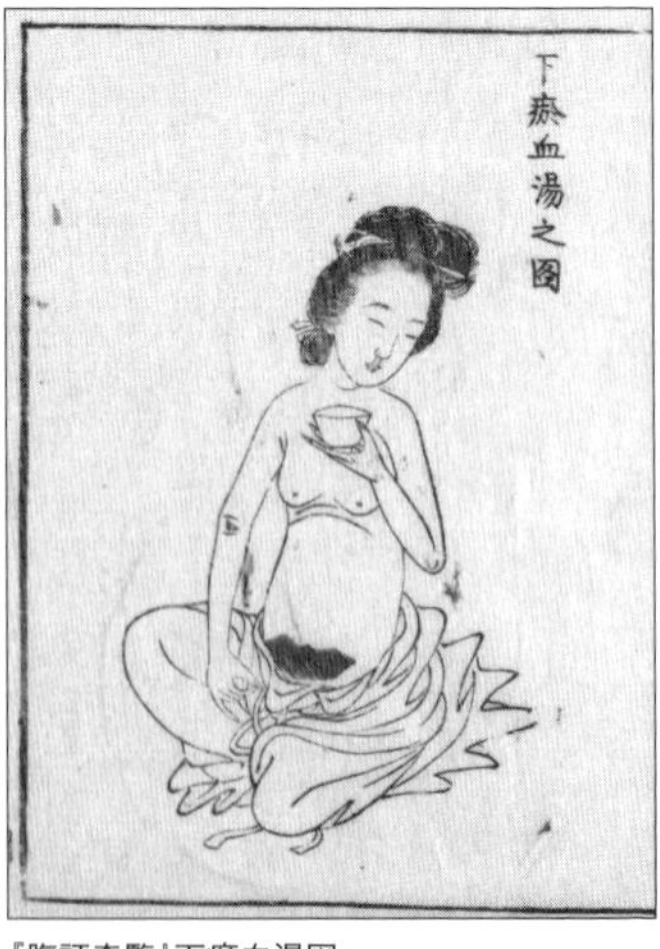

『腹証奇覧』下瘀血湯図

瘀血の形状によって、お灸の場所も変化しますが、決まった位置のツボではなく、人それぞれ自分に合った場所にやるということです。

4◉瘀血治療のお灸

①瘀血上のお灸

瘀血がおへその下にのみある場合は、その中心にお灸をします。おへその下を中心に左右に広がっている場合は、左右二分割し、その中心に行います。

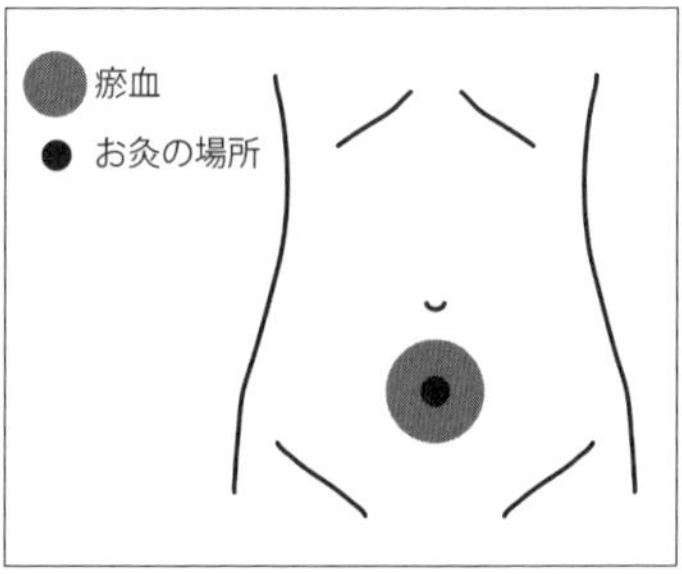

瘀血上のお灸：範囲小

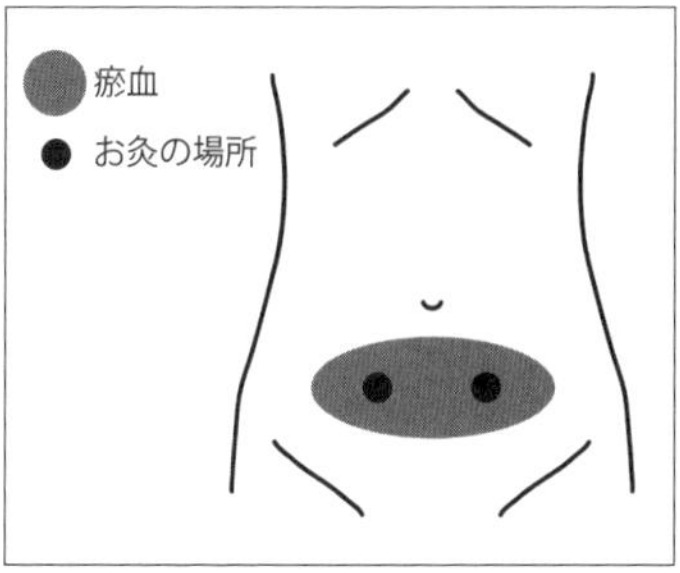

瘀血上のお灸：範囲大

②婦人科系の基本ツボ

さらに、婦人科系の基本となるツボとしては三陰交と太衝《たいしょう》の二つがありますので加えて行います。

三陰交：内くるぶしの骨を基準にして、指の幅四本分上で、骨の際に取る。

太衝：足の親指と人さし指の付け根から伸びる骨と骨の間。

③ご家族の方にお灸を置いてもらえる場合

鍼灸師が瘀血の治療をする場合は、お腹だけでなく、臀部のツボもよく使いますが、もしご家族の方に協力していただける場合は、以下の方法で臀部のツボを探ってお灸を置いてもらってください。

臀部の上部を四分割して、それぞれの領域を指をずらしながら垂直に押してもらい、押すと痛かったり、心地のよい感じのする場所を一か所ずつ選んで、計四か所お灸をのせます。お灸はたくさんやればよいわけではないので、ひとつの領域ごとに一か所だ

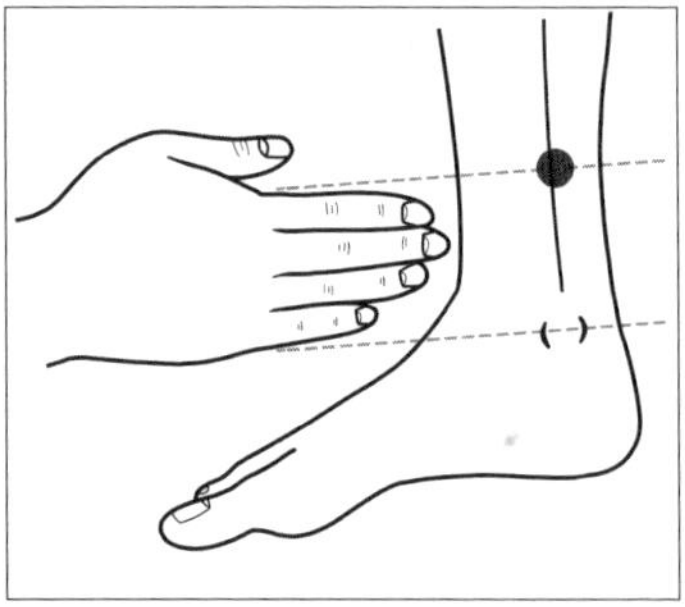

婦人科系の基本ツボ：三陰交

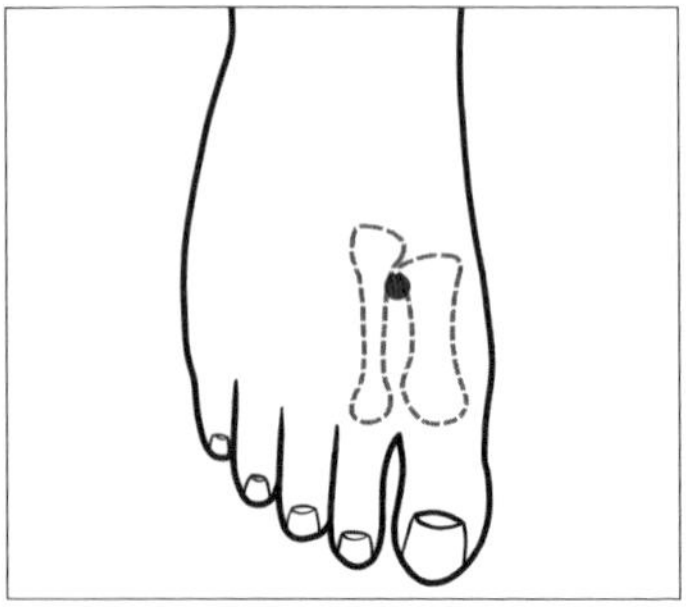

婦人科系の基本ツボ：太衝

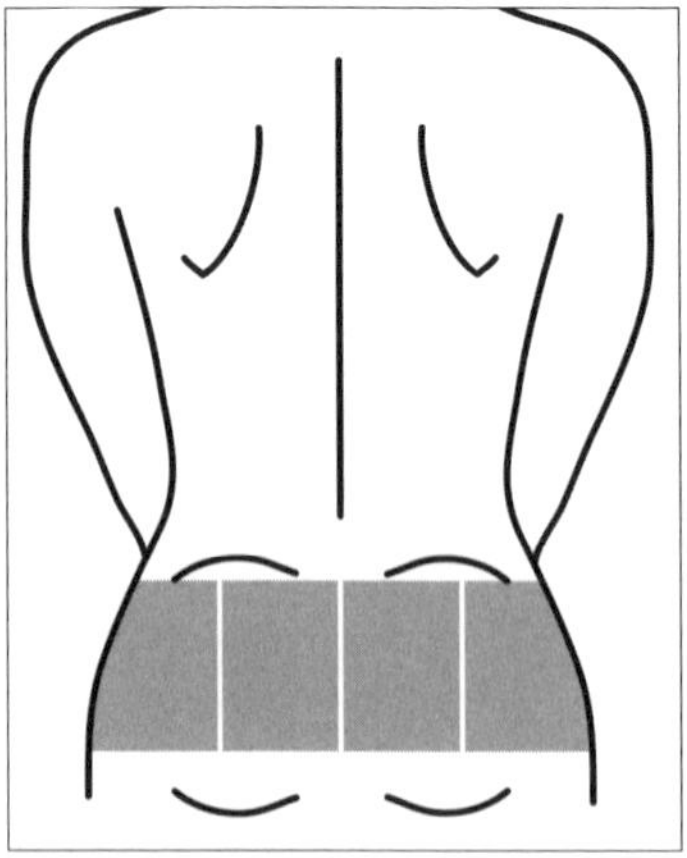

臀部のツボ

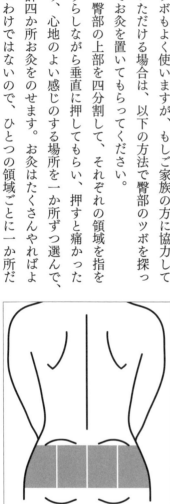

けすえるようにしましょう。

④胃腸の弱さも月経トラブルのもとになる

また、胃腸が弱く、過少月経や過短月経のある方は、足三里もおすすめです。過少月経や過短月経は、東洋医学では胃の消化吸収する働きが弱く、血液そのものを造り出すことができないために起きると考えられていて、胃と関係の深いこの足三里が向いているというわけです。

⑤お腹へのお灸をしない方がよい場合

瘀血の原因は、冷えによって稀発月経を引き起こし、腹部へ血が蓄積されていくと説明しましたが、逆に頻発月経や過長月経・過多月経などの出血しやすい状態は東洋医学的には熱が原因と考えられているため、腹部へのお灸は避けた方がよいでしょう。

婦人科疾患はすべて温めればよいという風潮があるようですが、東洋医学では寒熱を鑑別して治療を変化させていくのが本来のやり方です。

⑥お灸の回数

［台座付きタイプの場合］

基本として一か所に一個行います。もし熱さを感じずに終わった場合、同じ場所にもう一回続けて合計二個すえてください。

［透熱灸の場合］

一か所につき三～五個程度行ってください。

⑦お灸の頻度

できれば毎日行い、時間が取れない場合は週に二～三回程度行います。

⑧瘀血解消は長期戦になることが多い

東洋医学用語である瘀血については最近認知度もあがってきたようで、不妊症と東洋医学の特集を組んでいる雑誌などでは当然のようにみかけますし、昔は「瘀血」の「瘀」という字がパソコンで入力できず、「お血」などとしていた記憶がありますが、今ではたとえば iPhone で「おけつ」を変換するとちゃんと「瘀血」が候補に出てきたりもします。

認知度があがっているのは良いことですが、ツボを使った瘀血のセルフケアについての一般向けの記事では、効果がやや誇張されてしまっていることが多くみられます。実際は短期的に劇的によくなるというより、瘀血の改善は長期戦となることが多く、軽度の人ですごく順調にいった場合でも三か月前後はかかると思ってください。体質は良いことをコツコツと積み重ねていくことで徐々に改善していくものです。

16 ― 更年期障害

1◉更年期障害とは

更年期障害とは、更年期に現れる器質的な問題のない症状のことをいいます。代表的な症状としてはのぼせ感、動悸、疲れやすい、汗をかく、めまい等があります。どれも大変苦しい症状ですが、怪我などと違い外見から判断できないため、周囲の理解が得られないということもつらさのひとつです。

原因に関してはホルモンや自律神経のバランスの崩れなどとも考えられていますが、東洋医学では更年期障害をどのようにとらえているのでしょうか。

2◉東洋医学と更年期障害

実は東洋医学にも更年期という概念は存在し、『素問』上古天真論では、女性の場合は七の倍数の歳で身体が変化していくと記載されていて、三五歳から老化が進行し始め、四九歳前後で閉経をするとあり、生殖能力には腎気が深く関わっているとされています。また、『素問』陰陽応象大論では、加齢によって陰気が衰えていき、四〇歳で半減するとあります。

このように、東洋医学では加齢によって腎気や陰気が衰えていくわけですが、その節目となるのが四〇代になるわけです。

腎気や陰気の衰えは誰にでもおこることですが、その衰えに体がうまく適応できれば何事もなく更年期を過ごすことができ、そうでない場合に不調をきたします。この場合、腎気や陰気に関係するツボへ鍼やお灸で治療を行いますが、家庭では養生灸のところでご紹介した三陰交、関元、足三里に加えて、腎気を補う性質の強い太谿というツボにお灸をしてみてください。

腎気や陰気は過労によっても消耗してしまいます。それゆえ更年期は本来はあまり無理をしない方がよいのですが、四〇歳から五〇歳にかけての女性は、仕事や子育てに加え、介護なども重なってしまったりと、人生で最も忙しく、疲れのたまりやすい時期になります。疲れをためないためには、よい睡眠をとるのはもちろんですが、お灸でセルフケアをするのもたいせつです。

①ツボの場所

三陰交：内くるぶしの骨を基準にして、指の幅四本分上で、骨の際に取る。

太谿：内くるぶしとアキレス腱の間のへこみに取る。

関元：おへそを基準として、指の幅四本分下にとる。

足三里：膝のお皿の外側の下角から、手の横幅くらい下で、すねの骨際に取る。

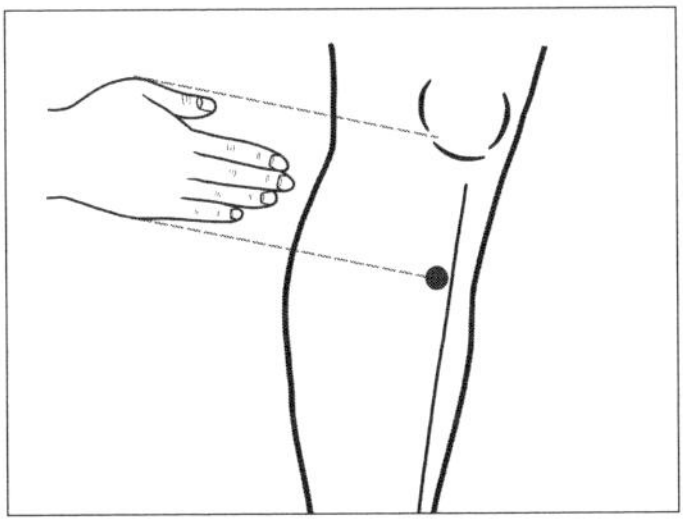
足三里

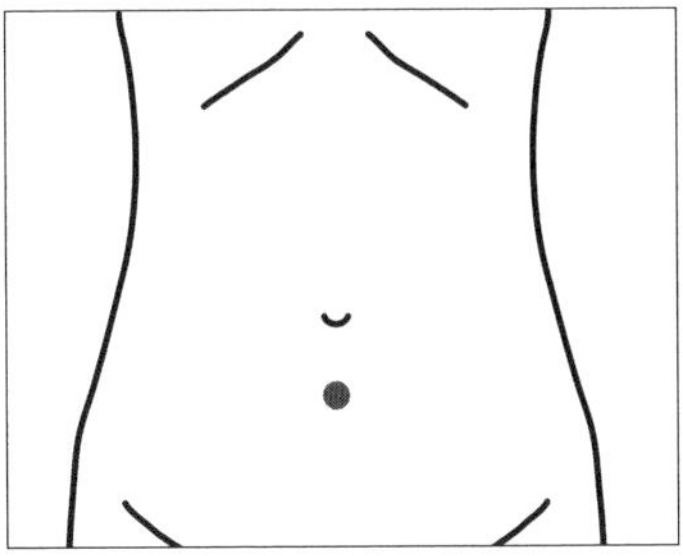
関元

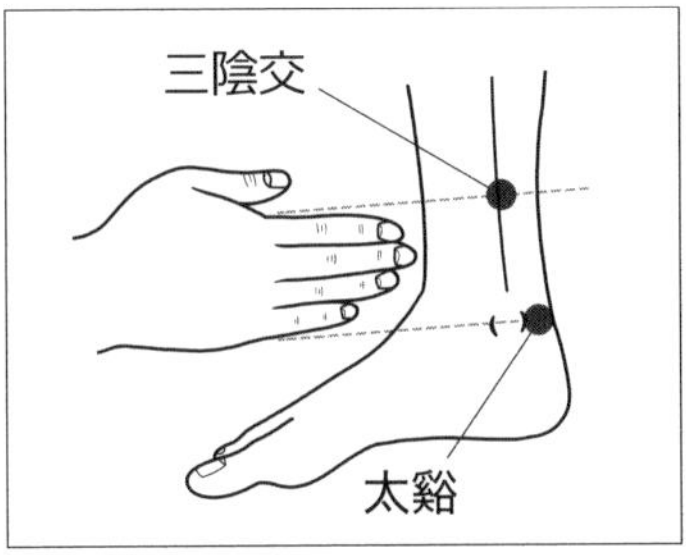

三陰交と太谿

②お灸の回数

［台座付きタイプの場合］

基本として一か所に一個行います。もし熱さを感じずに終わった場合、同じ場所にもう一回続けて合計二個すえてください。

［透熱灸の場合］

一か所につき三〜五個程度行ってください。

③お灸の頻度

できれば毎日行い、時間が取れない場合は週に二〜三回程度行います。

17 一 人生一〇〇年時代を生き抜くための戦略としての養生法

昔は人生五〇年だったようですが、現代は男女ともに平均寿命は八〇歳を超えています。

人によっては一〇〇歳ということも現実的になってきていて、六〇歳で定年だとすると、定年後の人生は二〇年あり、長生きすれば四〇年もあるわけです。

趣味や何らかのライフワークをお持ちの場合はまったく困ることはないですが、定年後に何もやることがなくなって急に元気がなくなってしまうという話は皆さんの周りでもよく聞くと思います。また、長生きすればするほど老後の生活資金が増えてしまうので、生活のために働き続けないといけないケースもこれから増えていくでしょう。

いずれにせよ、定年後の生き方をそれぞれが自分の状況に合わせてしっかりと考えて準備しておかないといけない時代になってしまったわけですが、そのためにはやはりそここそ健康であるということが基本になります。

第1章では貝原益軒の人生について少しご紹介しました。簡単におさらいすると、貝原益軒は生まれつき病弱でしたが、養生法を駆使して病と上手に付き合いながら長生きをし、八〇歳以降に現在でも読み継がれている代表作を次々と書き上げていきました。予防医学の大切さを身をもって証明したというわけです。

貝原益軒も自分の体調を調えるためにお灸を行っていましたが、ご紹介した松尾芭蕉の三里のお灸のように、医学とは関係のない江戸の人々の間にも根付いていたと考えられています。

たとえば、『養生手引き草』という本には、江戸時代の有名な絵師である歌川広重が描いた女性がお灸をしている挿絵もみられます。

また、江戸川柳や俳句の中にもしばしばお灸は登場しますが、小林一茶の『おらが春』では次のようなお灸の風景が描かれた俳句もあります。

かくれ家や　猫にもすえる　二日灸

この二日灸とは、旧暦の二月二日と八月二日にお灸をすえるという江戸時代の風習です。ここでは「猫にもすえる」とありますが、もちろんヒト向けのお灸です。二日灸の時期は新暦でいうとちょうど冬から春にかけてと、夏から秋にかけての季節の変わりめになりますが、体調を崩しやすいこの時期に予防的にお灸をするのは大変理にかなっています。

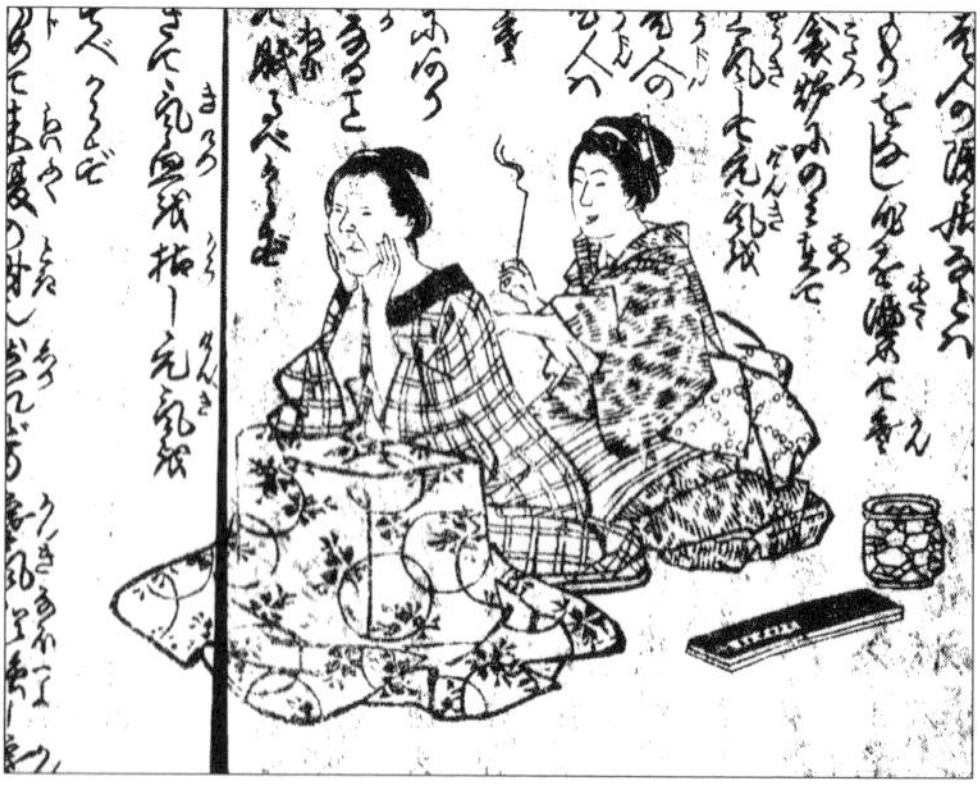
『養生手引き草』挿絵

予防といえば「のどが渇いてから井戸を掘り始める」という話が、鍼灸学の古典の『素問』という文献に記載されています。これは、症状が出始めてから慌てるのではなく、予防が大切であるという意味のたとえ話で、予防的な治療を行う者こそが名医であるという、東洋医学の本来の使命を表す有名な一節になります。

貝原益軒は大衆向けの養生書である『養生訓』を書く約三〇年前に、その大元となる『頤生輯要《いせいしょうよう》』という専門家向けの養生書も書いていますが、その中でも病の予防に関する諸文献からのまとめをしており、次のような中国の代表的な儒者の言葉を引用しています。

老いてから生命を保とうとするのは、貧しくなってから蓄えを始めるようなものである。

二〇一七年の流行語大賞にもノミネートされた睡眠負債には負債というお金と関係する言葉が含まれていますが、貧乏になってから貯金を始めるというたとえの方が、現代人的には『素問』にある「井戸を掘る」という比喩よりもしっくりくるかもしれませんね。

とにかく養生をはじめるのは早い方がよいということなので、皆さんも今日から早速はじめてみましょう。

第4章

季節のリズムを取り戻す方法

1 ― 春の不摂生が夏の体調不良の原因になる

中国哲学には、天人相関説というものがあります。これは、自然と人間は互いに感応しあうという考え方です。これは東洋医学にも応用され、四季の自然環境に合わせて暮らすことが養生の基本になっています。

自然に合わせるとは、冬の寒さや夏の暑さなどの気候に適応するということですが、東洋医学ではこれらにうまく対処できないと、次の季節の体調不良にもつながると考えられています。つまり、夏に体調を崩しやすい方は、実は春の不摂生に原因があるというわけです。

具体的な四季の暮らし方については、『素問』四気調神大論に詳しく記載され、後代の養生法に多大な影響を与えていますが、本書でもこれにのっとった養生法をお伝えしていきます。

2 — 季節の養生法の4つのポイント

季節ごとの養生法は大きく分けると、日々の暮らし方、こころの使い方、衣服、食の四つになりますが、それぞれの概要をこれからご説明します。

1◉暮らし方

日々の暮らし方は、季節ごとの生活上の心得や、睡眠時間や運動などについてです。運動や睡眠は年間を通して同じようにするのではなく、季節や気候に合わせて時間や強度を変化させていきます。

2◉こころの使い方

東洋医学では養生をする上でこころの健康を重要視しており、四気調神大論では季節ごとのこころの使い方についても記載されています。

四季の養生は気候への適応が鍵になるとご説明しましたが、寒さや湿気などの気候は外的な病の原因にあたり、外因と呼ばれます。外因による病気の進行は、通常外側からじわじわと体を侵し、適切な処置をしないと最終的に内臓に影響を与えていくという流れになります。

これに対して、内的な病気の原因は、精神的なストレスのことで、内因と呼ばれます。この内因は外因のように外側から体を蝕むのではなく、内臓にダイレクトに影響を与えてしまい、病因としてはもっとも強力で気をつけるべきものです。つまり、こころの安定が養生において最も大切なことになります。精神的なストレスは季節にかかわらず気をつけたいところですが、特に季節ごとのこころのあり方が考えられているというわけです。

3◉衣服

現代人は一年中エアコンで室内の温度が調節されているせいか、気温の変化の影響を昔の人よりも受けづらいかもしれませんが、暑さや寒さの厳しい時期や、季節の変わり目にどのような服装をするとよいかという点は現代においても大変参考になります。

4◉食

最後の食については、気候に合わせてどういったものを食べるかということです。基本として年間を通して暖かい物を食べるとよいとされ、特に気温の変動の激しい時などはそれぞれの食べ物の特性を利用して養生をしていきます。ここでは、旬の食材の効能についてご紹介します。

また、具体的な効能のほかに、本草学的には食べ物を冷やす性質のものと、温める性質のものと、偏りのないものに分類しているので、ここでは温・平・冷と三分類して食品名のとなりに記載しました。

それぞれの食材の効能については、本草書の『証類本草』と『本草綱目』を主にし、江戸時代の『本朝食鑑』なども参考にしました。旬の食材はここでご紹介する以外にも沢山ありますが、効能が不明なものや、特に効能のないもの、効能の極めて低いもの、現代の食材との関連があいまいなものは省いてあり、専門家でないと判断できないような症状に対する効能も除外し、日用的な効能のみをとりあげています。

原文は漢文になっていますが、完全に現代語訳してしまうよりも、本草書独特の言い回しを少しだけ残した方が逆にイメージがわきやすいので、原文の味わいをあえて残してあります。

また、食べ物に関しては、現代人からみると明らかに迷信じみたものがあります。たとえば、何月何日には陰陽五行説的に何を食べてはいけないといったものです。これらの説は読み物としては面白いのですが、実用的ではなさそうなので省いてあります。

これに関しては貝原益軒も『頤生輯要』という専門家向けの養生書の中で、陰陽家の食養生は本草学的な根拠が疑わしいので採用しなかったというようなことをコメントしています。陰陽家とは、陰陽五行説を重視する一派のことです。陰陽五行説とは、簡単にいうと世の中のすべての物事を陰陽や木・火・土・金・水にグループ分けして解釈していこうという考え方です。今風にいうとフレームワークといった感じのものになります。

陰陽五行説は複雑な複数の事物の共通点をグルーピングして整理したり、それぞれのグループから全体のバランス関係を把握する上で特に有用なのですが、食べ物の性質や効能については植物や動物固有のものが多く、グループ分けして単純化するよりも、個別の性質や効能をひとつずつ把握しなくては活用できません。

食養生には色々な考え方があり、陰陽五行説に基づいた安直な食養生がすべて誤りであるとはいいませんが、私個人としても本草書に受け継がれてきたそれぞれの食べ物の性質や効能を利用する方が実用的であると考えています。

また、これから食養生について細かいことを色々と書くというのにおかしいかもしれませんが、基本として食養生は以下の五つを守れば、個々の食べ物の効果などはそれほど気にしなくてもよいでしょう。

・暖かいものを食べる
・腹八分目にする
・五味の偏りをなくす
・旬の野菜や果物、さかなを食べる
・ひとつの食材にこだわって連続して食べすぎない

食事は健康と大きく関わる大切なことになりますが、あまり神経質にならず、旬のものの食べ物の効果や性質を理解して、色々な食材を美味しく食べるようにしていただきたいと思っています。

さいごに、ひとつ注意事項があります。どんなに効能の高そうな食材であっても、大量に連続して食べ続けるのは控えるようにしてください。

昔の人はどんなによい性質の食材であっても、多食するとその作用が裏目に出て害になると考えていたようで、ほとんどの食材に食べ過ぎた時の害について記載されています。ここでは基本として体にプラスになる効能を載せていますが、どんなものでも過ぎたるは猶及ばざるが如しです。

●季節の変わり目はいつにするのが正解か？

では、これからそれぞれの季節ごとの養生法をご紹介しますが、ここでは季節の変わり目の基準を立春・立夏・立秋・立冬の日とします。これらは本来、旧暦の季節感であるため、現在使われている新暦の日付的には、気温や天候的にもまだ前の季節のまっただ中なことがほとんどですが、早いうちから次の季節を意識しておくためと、思い出しやすさという実用的な面からあえて時期を固定することにします。

そして、実際に新暦上の季節の変わり目に合わせて急に生活習慣を変えるのではなく、そこから一か月程度様子を見ながら、実際に天候や気温がその季節のようになってきたらそれに合わせていってください。本書の使い方としても、それぞれの季節の終わりにでも毎年読み返していただければと思います。

3 ― それぞれの季節の暮らし方――春

春は萬物の成長が始まる季節です。早起きしてゆるやかに庭を散歩をしたり、髪をほどき、身体を緩めるようにしたり、精神を春の気候と同じように、ゆったりとしていて且つ活発に活動させます。「殺」「奪」「罰」といった行動を控え、「生」「与」「賞」といった行動を取るようにしましょう。

『素問』四気調神大論より（筆者による意訳）

1◉春の暮らし方――朝の軽めの散歩をし、大汗をかくような運動はしない

春はだんだんと日の出の時間が早まっていきますので、いつもより少し早く起きて朝に散歩をしましょう。『素問』には「庭を歩く」と書かれているので、この散歩は肉体的な負荷をかけるための運動ではなく、家のまわりを緩やかに歩く程度のウォーキングをして、精神的にリラックスした状態にするための運動だと考えてよいでしょう。

また、朝に歩くことを推奨しているということは、朝日を浴びるということを意識していたはずなので、建物の影の多い場所ではなく、日当たりの良いひらけた場所を散歩コースに選ぶことをお勧めします。第1章でご紹介したように、朝に光を浴びることは生体リズムを整えるためにできる手軽な方法です。

運動については他の文献では春は大汗をかかないようにするとよいとされています。気候的にもまだ冬の寒さが残っていたり風が強かったりする日もあるので、特に春のはじめは汗で体を冷やさないようにしましょう。

2◉こころの使い方――江戸の流行語でこころを楽にすごす

四気調神大論では、春には「殺」「奪」「罰」を控えるとあります。この三つの行動はどちらかというと為政者向けのもののように見えますので、私たちが日常で意識するためのわかりやすい言葉にあてはめると「責」という一文字になります。

季節にかかわらず、ストレスの多くは人間関係によるものです。世の中良い人ばかりではなく、嫌な人がいたり、残念な人にかき回されたり、自分のことを理解してくれる人がいなかったりと、人間関係が万事うまくいくというのはほとんどないでしょう。

「あの人のせいで……」だとか、「あれさえなければ……」などと、人は日常的に何かを責めていて、それが過度になると体に影響をあたえるストレスとなってしまいます。前述したように、ストレスは東洋医学では病気の原因のひとつである内因と呼ばれ、体の深い部分にダメージをあたえてしまうやっかいなものです。

貝原益軒は本来儒者なので、養生書である『頤生輯要』には中国の儒者の言葉が多く引用されていますが、ここで私が個人的に好きな言葉があるので、紹介させていただきます。

人を責めざれば、心に凝氷、焦火の累無し。

これは、人を責めれば自分の心が凍ってしまい、焦げてしまうということで、人を責めれば自分の心が氷や炎で満たされていってしまうということです。人を責めるのをやめればそれらの憂いがなくなるということです。

つまり、心の底から人を責めないようにするというのは難しいとしても、自分の体のために（最初は渋々でもよいので）人を責めずにゆるすようにしましょう。いや、なによりも大切な自分の体のためにすることなので、本来気持ちよくゆるすべきなのです。

ただ、言うのは簡単でも、これは実際には本当に難しいことです。では、実際に何か人を責めたくなるようなできごとがあった場合に心の中でどのようにすればよいのでしょうか。とにかく感情的にならないように、まずは一呼吸おくことがたいせつですが、その時に思い浮かべるとよい江戸の流行語があります。

それは、「ええじゃないか」です。

くだらない言葉だとお思いの方もいらっしゃるでしょうが、幕末にええじゃないか運動という民衆運動が起こったのはご存じでしょうか。人々が「ええじゃないか」と叫びながら半狂乱で外を踊り歩く、日本全国に広がった運動です。集団ヒステリー的なイメージがありますが、おかげ参りという伊勢神宮への集団参拝と関連した民衆運動で、政治的な意図もあったのではないかとも考えられています。

もとの意味とはだいぶ外れてしまいますが、多くの人を突き動かしたこの「ええじゃないか」という一見くだらない軽い言葉の響きは、人の心を動かす何か不思議な力があるのではないかと思っています。

何かストレスを感じたら、すぐに反応せずに、一呼吸置いてこころの中で「ええじゃないか」とつぶやきましょう。アンガーマネジメントのひとつとして、こころが焦げてしまわないように、こころが凍ってしまう前に、こころの中で「ええじゃないか」と明るくさけんでみてください。

ただ、常にこころを抑制し続けるのはストイックすぎてつらくなってしまうかもしれませんので、せめて一二か月ある一年の中の春のたった三か月間だけでいいので、ええじゃないか期間として、いつもより少しだけ寛容になりましょう。

リラックス法としては、第2章でご紹介したツボ呼吸法もおすすめです。ちょっと緊張が強いなと感じたときに行ってみてください。そこでは布団の上での簡単なやり方をご紹介しただけでしたので、ここではどこでもできるように椅子に座っての方法をご紹介します。

●使用するツボ

内関：手首のシワの中央から、肘へ向かって指の幅三本分くらいのところ。腱と腱の間に取る。

1　寄りかからず背筋を伸ばして椅子に座ります。

2　肩の力を抜いて、鼻から吸って、口からゆっくり吐く呼吸を三回ほどくり返します。以後呼吸はこの方法で続けます。

3　目を軽く閉じます。

4　ツボを軽く圧迫しながら頭の中で呼吸を一〇回数え、数え終わったら反対のツボも同様に行います。ツボを押している最中は指先がツボに触れている感触に意識を集中します。

5　これを二回くり返し行います。

6　終わる前に両手を膝の上にのせ、呼吸を五回数えます。

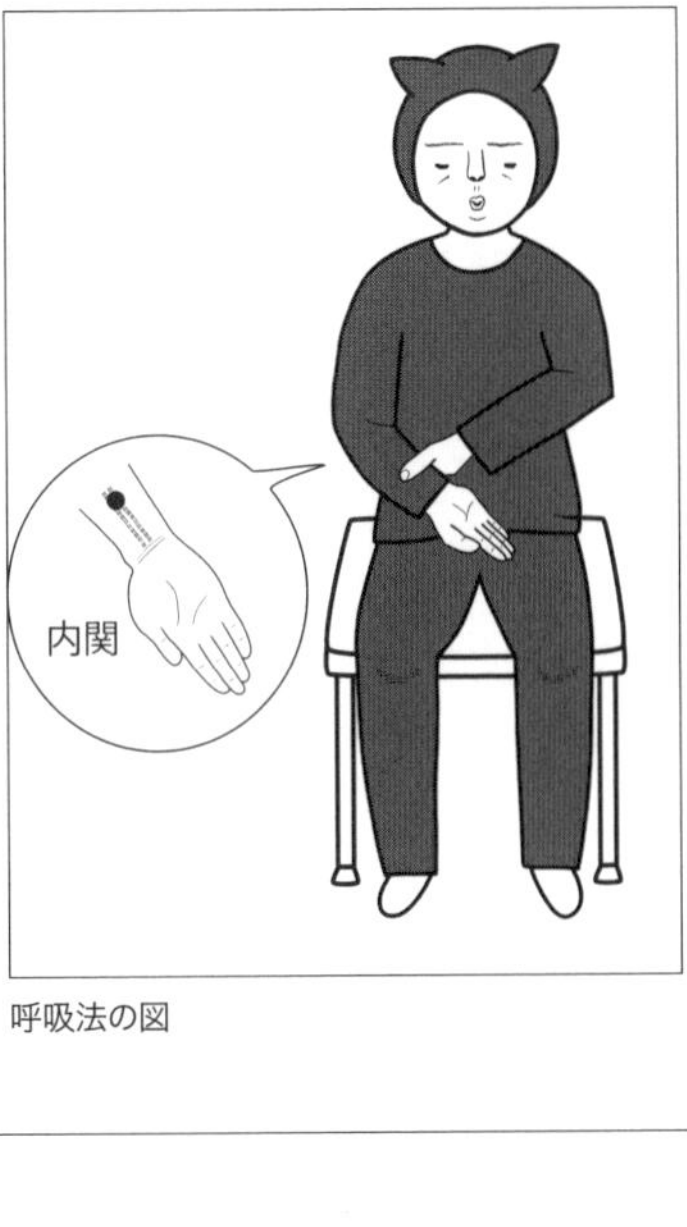

呼吸法の図

7　ゆっくり目を開けて終了です。

3◉衣服――薄手のものの重ね着で調節し、下を厚く、上は薄く

春は芽が伸び始める季節なので、身体ものびのびとさせるために服装もきつくせずに、ゆったりとしたものにしましょう。昔の人は男女問わず長髪の方が多かったせいもあり、『素問』では緩める方法として「髪をほどく」と書かれています。普段から髪をきつく縛るヘアスタイルの方は、春の間だけ気分を変えて緩めの髪型にしてみてはいかがでしょうか。

春の服装に関しては『古今医統大全』では気温の変化に対応して脱ぎ着をできるようにし、暖かくなったからといって薄着を急がず、肺に悪い影響を与えないように背中を冷やしてはいけないとしています。

また、早春は寒気がまだ残るなか、暖かくなってきますので、人のからだも冷えのぼせの状態である上実下虚になりやすい季節です。『千金要方』では「服装は下は厚めにし、上は薄くするべきである」とあり、春の早いうちはまだタイツを履いている方がよいでしょう。

4◉食

●旬の野菜と果物

ニラ（温）：臓腑を調和し、病人の体力を補うのによく、常食してもよい。胸部の不快感。根の部分は髪を養う。

ゼンマイ（冷）：体内の水はけをよくし、むくみによい。大腸を潤す。

ワラビ（冷）：体を冷やし、尿の出をよくする。陽気を弱めて眠くさせる作用がある。小児は食べ過ぎない方がよいとされている。

タケノコ（冷）：体内の水はけをよくする。気を益す。目を明らかにする。酒の毒を消す。消渇（のどの渇きを伴う頻尿のこと）。体の火照りをとり、不眠によい。

セリ（平、また冷やすという説もある）：血脈を保養して気を益す。体の火照りとのどの渇き。

フキ（温）：咳やのどの腫れによく、心肺を潤す。消渇。フキノトウは薬用にされるとあり、葉柄の部分よりも効果が高いと考えられる。

ナノハナ（温）：産婦の瘀血を下すのによい。

●旬のさかな

ハマグリ（平）：咳や胸部の不快感。腰痛。脇腹の張り。のどの渇き。尿の出をよくする。

カツオ（温）：胃腸を調え、慢性の下痢によい。

シラウオ（温）：食欲不振によい。

アカガイ（平）：五臓を潤す。下痢。消渇。血を益し、婦人の失血によい。

サザエ（平）：目を明らかにする。喉の渇き。体内の水はけをよくする。酒の毒を消す。

ニシン（温）：「陽を助け、陰を補う」とされ、陰気と陽気の働きをよくし、体内を温める作用もある。数の子も同様の効果。

タイ（温）：五臓を補い、気血を滋養する。肝腎を潤し、胃腸を調え、下痢やむくみにもよい。

4　それぞれの季節の暮らし方――夏

夏は天地の気が交わり、万物が花開き実を結ぶ季節です。早起きし、日を嫌がらず、怒らないようにし、夏の気候に順ってだらけないように過ごし、汗をかき、活動的になりましょう。

『素問』四気調神大論より（筆者による意訳）

1◉夏の暮らし方——夏は活動的に

夏は陽気がもっとも盛んになり、気温も高くなります。人間も夏の気候に合わせて活動的になり、朝は早起きをし、日中も暑いからといってだらけることなくすごすようにします。

また、夏は体の陽気も盛んになりますので、体に熱や陽気がこもらないように適度に汗をかいて発散させるとよいとされていて、夏に適度な発汗をしないと秋の体調不良に繋がると考えられています。

古代中国の気温は実際にどれくらいだったのかわかりませんが、少なくともここ一〇〇年ほどは昔に比べて夏の気温が高い傾向にあり、たとえば東京管区気象台が公開している一八七六年からの東京の気温データによれば、三五度以上の猛暑日に関しては昔と比べると極端に多いのがわかり、汗をかくといっても、炎天下で激しい運動をして大汗をかくのはおすすめできません。発汗については日常生活の中で自然に汗をかくという程度にとどめ、脱水や熱中症に注意をはらいながら生活してください。

●夏バテ

夏になると食欲不振や倦怠感の出る方がいらっしゃいますが、特に器質的な異常のない場合は夏バテと呼ばれることが多いと思います。この夏バテは現代病ではなく、『仁斎直《じんさいちょく》指《し》』という宋代の医学書には、注夏という夏バテと似た症状が次のように記載されています。

夏の初め、春の末に、頭痛、脚に力が入らない、食欲不振、体の熱感がある者には、補中益気湯がよい。

この注夏は「陰虚」や「元気不足」が原因とされており、夏バテ予防に春の終わり頃から養生のお灸をするとよいでしょう。

●夏の入浴

上実下虚という言葉は本書でも何回か登場していますが、倦怠感やのぼせ感、頭重、頭痛などの症状の原因になる体の状態です。

上実下虚は夏には発生しづらい症状なのですが、過度なエアコンの使用で足が冷えてしまうなど、猛暑からの極端な気温の低下によって誘発されることがあります。

この場合、身体の上下の循環バランスを調節することが大切ですが、夏はもともと体の気のめぐりもよいので、浴槽につかる、または軽く運動をする程度で一時的な上実下虚をリセットできます。

運動不足の方や、夏はシャワーだけで済ませてしまう方は、末梢の冷えがすぐに改善されず、それによって上実下虚の状態が続いてしまいますので、真夏でも時々浴槽につかるようにしましょう。

2◉こころの使い方――怒ると気が上昇する

『素問』四気調神大論では夏は怒らないようにするとありますが、実際に東洋医学では怒ると体にどのような変化が起きると考えられているのでしょうか。

感情が体にどう影響するかについては、『素問』挙痛論に記載され、怒りについては「怒れば則ち気上る」とあり、頭に気がのぼった上実の状態になります。

なぜ夏に特に気をつけた方がよいかというと、夏は陽気が盛んになる季節で、陽気は上昇する性質があるので、ただでさえ頭部に気がのぼりやすく、これに怒りが加わると頭にかなりの負担がかかってしまうというわけです。

また、『素問』陰陽応象大論では「暴怒は陰を傷る」や「怒は肝を傷る」とあります。

もうお気づきの方もいらっしゃるかもしれませんが、気の上逆、陰気と肝の損傷は、第

1章でご紹介した睡眠障害の原因でした。夏はただでさえ睡眠が浅くなりがちなので、怒りの感情には特に気をつけましょう。

3◉衣服——汗とどうつきあうか

夏の衣服の調節で最もたいせつなのは汗対策です。汗を吸った衣服を着たままでいると冷房の風で体が極端に冷えてしまいます。湿った衣服は東洋医学では湿邪《しつじゃ》と呼ばれ、湿邪は脾胃が最も苦手とする病気の外因です。脾胃は胃腸のことですから、夏バテとも深い関係があります。

具体的な汗対策としては、やはり着替えることが最も効果的ですので、着替えられる環境にある方は湿った衣服を着続けないようにしましょう。通勤中に汗をかいてしまう方も、できれば面倒くさいと思わずに替えの下着を持ち歩き、オフィスについたら汗を拭き、こっそり着替えるとよいでしょう。

汗をかいた後には特に首筋から背中を冷やさないようにした方がよいので、着替えられない場合は、背中と衣服の間にフェイスタオルなどをはさんでしのぎましょう。

東洋医学の小児科専門書である『小児衛生総微論方《しょうにえいせいそうびろんほう》』では、背部には内臓と関係するツボがあるため、子どもの服装は背中を覆うものを着させることを推奨していますが、大人でもやはり背中を冷やすのはよくありません。

●旅行に行くときは七分丈の薄手のはおる物をもっていく

夏といえば旅行の季節ですが、旅行に行って体調を崩す方も多く、その原因のひとつとして移動中の冷えがあります。電車やバスなどの乗り物は短時間乗る分にはよいのですが、旅行などで長時間乗る場合は、冷房対策に薄手のはおるものを持って行きましょう。

その際、できれば半袖の羽織るものではなく、肘まで隠せる長さがよいでしょう。肘などの関節周りは汗がたまりやすい上に冷気が直接あたりやすく、さらに肘には首や肩とつながる経絡が通っています。冷房で頭痛や肩こりが誘発されるタイプの方は特に注意しましょう。また、冷房で冷えてしまったと感じた時は、本章の冬の暮らし方でご紹介する風邪症候群のツボ療法を行ってみてください。

4◉食

●夏の食べ方

夏の食生活には冷たいものがかかせません。食養生的には年間を通して冷たいものをとりすぎないというのは基本になりますが、夏の場合は適度に冷やす性質のものを食べて体にこもった熱をさましていきます。

『素問』に「夏は陽を養う」とあり、その注釈として唐代の王冰は「冷やす性質のものをとる」としています。これは、体の陽気が盛んになって熱をもった状態に、さらに熱性の食べ物を食べて陽を乱さないようにし、冷やす性質のもので熱暴走をコントロールするということです。ただ、ここでいう冷やすものとは、アイスや冷蔵庫に入れていた飲み物などの冷やした飲食物ではなく、本草学的に冷やす性質のある食べ物にしましょう。

冷蔵庫などで冷やしたものは、体内の熱を瞬間的にとるという意味ではよいですが、胃腸の働きを悪くし、夏バテの原因にもなってしまいます。もちろん本草学的に冷やす性質のあるものも、そればかりたくさん食べ続けるのはよくないので、適量を意識しましょう。

また、夏には盛んになっている陽気の裏で、伏陰《ふくいん》とよばれる体内に潜んだ陰気が悪さをするという説もあり、この伏陰を助けるような冷やす物は控えて、夏の方がむしろ気をつけて温かいものをとるようにすすめている医家もいます。体の状態を観察し、偏りに気をつけてバランスをとるということです。

『三元参賛延寿書』という養生書には、夏の暑さを避ける生活をし、マクワウリをたくさん食べ続けていたら秋になって体の具合を壊したある役人の話が載せられていて、今でいうとクーラーの効いた部屋でアイスばかり食べて生活するといった感じですね。

いずれにせよ、夏の食養生の基本は、体を冷やす性質の食べ物を知ることからはじまります。特に胃腸症状が主体の夏バテには冷やす性質のものは向かないので避けるようにし、激しい口渇や倦怠感などが主体のものは適度に冷やすものを食べて調節していきましょう。以下に本草学的に冷やす性質のものをまとめてみましたので、夏の食養生にお役立てください。

●旬の野菜と果物

シソ（温）：補中益気。上った気を下ろし、咳によい。上腹部の張り感。

キュウリ（冷）：熱をさまし、渇きを潤す。体内の水はけをよくする。食べ過ぎると体を冷やす。

ラッキョウ（温）：身を軽くし、老いに耐える。体の水気を去る。体内を温め補い、慢性の下痢によい。胸部の不快感。温める作用があるため、熱性の病の人は多食しないほうがよいとされている。『大和本草』には酢醤油で漬けるお馴染みの食べ方が記載されるが、焼いても食べられていたようである。

ソラマメ（平）：胃を爽快にし、臓腑を調和する。

ニンニク（温）：でき物、腫れ物を消散する。

レタス（冷）：五臓や経脈の流れをよくする。胸のつかえ。目を明らかにする。筋骨を丈夫にする。母乳の出をよくする。尿の出をよくする。冷え症の人は食べ過ぎないい方がよいとされている。

トウガン（冷）：尿の出をよくする。のどの渇き。胸部の膨満感を除く。

サクランボ（温）：補中益気。脾の働きをよくする。顔色をよくする。

トウモロコシ（平）：食欲を増す。

スイカ（冷）：体の火照りとのどの渇きを止める。尿の出をよくする。酒の毒を消す。汁を口に含んでいると口内炎などの口内のできものによい。胃弱の者は控えた方がよいとされている。

●旬のさかな

ウナギ（温）：痔によい。腰や膝を温める。疲労回復。

ウニ（冷）：下痢。『本朝食鑑』に「酒と和えて食べれば腸の痛みを止める」とある。

アワビ（平）：目を明らかにする。肝の熱を除く。酔い覚ましによい。

コハダ（コノシロ）（温）：胃腸を温める。筋力を益す。多食を禁ず。

スズキ（平）：五臓を補う。肝腎の働きをよくする。筋骨を益す。胃腸を調える。

食べ物の寒熱表

冷	平	温
キュウリ	ギンナン	カボチャ
ゼンマイ	クルミ	クリ
ソバ	ゴボウ	シソ
タケノコ	サツマイモ	シナモン
トウガン	シュンギク	ショウガ
トウフ	ソラマメ	ダイコン
ナス	トウモロコシ	ナットウ
ホウレンソウ	ユリネ	ナノハナ
レタス	レンコン	ニラ
ワラビ	ブドウ	ニンジン
カキ(果物)	ホシガキ	ニンニク
スイカ	ユズ(皮)	ネギ
ミカン(果肉部)	イチジク	フキ
ユズ(果肉部)	アカガイ	マツタケ
ナシ	アワビ	ヤマイモ
ウニ	アンコウ	ラッカセイ
カニ	イカ	ラッキョウ
シジミ	サザエ	サクランボ
タコ	スズキ	リンゴ
ナマコ	タラ	モモ
	ハマグリ	カツオ
		シラウオ
		ニシン
		タイ
		ウナギ
		コハダ
		カキ(貝)
		サケ(魚)
		イワシ
		サバ
		マス
		フグ
		ブリ

タコ（冷）：血を養い、気を益す。

5 ―― それぞれの季節の暮らし方――秋

秋は万物が成熟する季節です。天においては風が涼しくなり、地においては清く静かになっていきます。早寝早起きし、心を安定させ、刑罰を緩め、気を引きしめて調和させ、意識を外に向けすぎず、肺をととのえましょう。

『素問』四気調神大論より（筆者による意訳）

1◉秋の暮らし方――生活を徐々に落ち着かせる

秋は夏の陽気を残しつつ、だんだんと陰気が盛んになっていく季節になります。秋の夜長という言葉がありますが、陰気を養うためにも、早寝を心がけるようにしましょう。

また、春と同様に秋も緩める季節です。『素問』には、刑罰を緩めるとありますが、原文では「緩刑（刑を緩む）」と書かれていて、この「刑」は現在伝わっている『素問』よりも古い時代の文章を引用している文献では「形」と記載され、「形」は「身体」のことを指します。つまり、からだを緩めるという意味にとることもできます。

春と秋では「緩」という文字の解釈も異なり、隋の楊上善によれば、「秋の緩は滋盛を緩む」とあり、夏の活動的な暮らし方の状態にブレーキをかけるという意味にとることができます。

スポーツの秋などともいわれ、秋は体育の日があったり、運動会が催されたりしますが、秋の運動は夏に発散ぎみであった気をひきしめて調和させるために、激しく発汗するような運動は避けて、ゆるやかな運動をしましょう。

2◉こころの使い方――文化的な活動をしてこころを養う

秋は夏からの気持ちの切り替えを行う時期になります。外に向けて活動的になっていた意識を徐々に落ち着かせていき、こころを落ち着かせることにつとめます。読書の秋なども呼ばれているように、やや内向的な活動に向いている季節です。新渡戸稲造の黙思をご紹介した際に、「こころの食事」についても引用しましたが、秋は読書をはじめとした文化的な活動をしたり、芸術を味わったりして、意識してこころを養いたいですね。

3◉衣服——9月に入ったら膝から下を出す服装や、素足にサンダルを避ける

『千金要方』では、「八月一日を過ぎたら足を温める」という記載があります。この八月一日はもちろん旧暦なので、現代のカレンダーに合わせると九月以降と考えてよいでしょう。春もそうですが、陰気と陽気が入れ替わる季節は、上実下虚の状態になりやすいので、予防のために足を温めることが肝心です。

衣服に関しては、下半身から徐々に衣替えを始めます。九月に入ったら夏のように素足を出す服装をできるだけ控えるようにしていきましょう。また、気温が中途半端で、汗で湿った衣服が乾きづらいため、真夏よりも汗の処理には気をつけたいところです。

●子どもの薄着は秋から慣らす

『古今医統大全』に収録されている養子日用法には、子どもが四季を通じて安らかに過ごす方法として、「常に一分の飢と冷えを要す」ということが記載され、子どもに食べさせすぎることと、温めすぎることを戒めています。これは、本来陽気の盛んなこどもは、厚着をさせ過ぎない方が健康によいと考えられているからですが、もしお子さんに薄着をさせたい場合は、開始時期として秋が最も向いています。

子どもの季節ごとの衣服については、『小児衛生総微論方』に詳しく、「薄衣」について

記載されている箇所があります。その中では、「薄衣の法は、まさに秋よりこれを習すべし」とあり、薄着は秋から徐々に習慣づけさせるべきであるとしています。

寒い冬に急に始めたり、冬の寒さが残る春から行うのは避け、薄着は気温が徐々に下がっていく秋が向いているというわけです。また、「薄衣の法」には、風邪をひかせないように春にやや暖かくなったからといって急に衣服を減らさず、徐々に減らすとよいとあります。

薄着といってもオールシーズン半袖短パンではなく、基本としては大人より一枚減らす程度と考えてください。また、陽気が盛んになるとよくないのは身体上部なので、下半身の薄着ではなく、上半身の薄着になります。真冬の外出時はコートなどのアウターを減らすのではなく、コートの下の衣服の中で薄手のものを一枚減らすといった感じにするとよいでしょう。

4◉食

●旬の野菜と果物

ナス（冷）：熱性の症状によい。止血。腸を寛げる。慢性的な冷え症の人は食べ過ぎてはいけない。

マツタケ（温）：慢性の下痢。産後の脱血。

ラッカセイ（温）：脾胃の働きをよくする。肺を潤す。飲食物の消化を助ける。

サツマイモ（平）：気を補う。脾胃の働きをよくする。腎を強める。『本草綱目』ではヤマイモと同等の効果があるとしている。

クリ（温）：気を益す。胃腸を丈夫にする。腎気を補う。

ブドウ（平）：気を益す。風や寒さに強くなる。尿の出をよくし、体内の水はけを改善する。

ソバ（冷）：気を下ろす。腸を寛がす。胃の残りかすや積滞を錬成する。むくみ。下痢。『本朝食鑑』には宿食があって便が出づらい時に、ソバ粉と塩少々を、ショウガ湯と一緒に飲むとよいとある。

ニンジン（温）：気を下ろす。胸から腹部にかけての流れをよくする。五臓を補い安定させる。

イチジク（平）：食欲不振。下痢。痔。のどの痛み。

ナシ（冷）：熱性の咳やのどの渇きを止める。消渇。大小便を通じさせる。胸部の不快感。冷やす性質が強く授乳中は控えた方がよいとされている。

カボチャ（温）：補中益気。

クルミ（平）：肌を潤し、髪を黒くする。痔。

●旬のさかな

サケ（温）：体の中を温める。気を壮んにする。

イワシ（温）：陰気を滋養し、陽気を壮んにする。気血を潤す。筋骨を強める。臓腑を補い、経絡を通じる。もともと気血の有り余っている元気な者は、補う性質が強く働きすぎてしまうので過食してはならない。

サバ（温）：冷えによる下痢。

イカ（平）：胃の働きをよくし、肝を補う。婦人の月経を通じさせる。

マス（温）：体の中を温め、腹部に冷えが滞っているものによい。

5◉「秋茄子は嫁に食わすな」を本草学的に考える

「秋茄子は嫁に食わすな」という慣用句をみなさんご存じだと思います。

この慣用句の解釈は色々とあり、たとえば秋は茄子が最も美味な季節なので、嫁いびりのために食べさせないという説や、茄子は身体を冷やすので嫁をいたわって食べさせないとする説などがあります。どの説も女性にとってはすごく気になるところですが、実際に茄子は女性にどういった影響があるのでしょうか。

●本草学的な茄子の性質・効果

茄子について歴代の主な本草書を調べてみると、まず『証類本草』にある茄子に関する記載には、やはり冷やす性質が身体に害になるので、慢性的な冷え症の人はたくさん食べないようにとありました。

久冷の人は多食すべからず。人を損じ、気を動じ、瘡及び痼疾を発す。

（『証類本草』巻二十九。痼疾は「久しく治らない病」のこと）

次に『本草綱目』では編者の李時珍は多食した時の害について、いくつかの文献を引用していますが、その中に「子宮を傷（やぶ）る」というなんとも嫁にはよくなさそうな感じのことが書いてあります。

茄の性は寒利。多食すれば必ず腹痛し、下利し、女人は能く子宮を傷《やぶ》る。（『本草綱目』）

子宮を傷るなどと書かれると女性は食べる気がうせてしまいますね。実際のところ、東洋医学古典で登場する「傷る」という動詞は、器質的に損傷させるという意味よりも、機能的な影響があると解釈することが多いので、食べてしまったからといって子宮がボロボロに傷つくわけではありません。

これに対して、日本の江戸時代の本草書である『本朝食鑑』では、夏から秋にかけて生の茄子を食べないものはいないが、実際に茄子には実際にそういった重い毒性はないとしており、あったとしても冷やす性質が下痢の人によくないという程度であると解釈しています。

また、貝原益軒の『大和本草』では、茄子の体を冷やす性質をやわらげる方法として、茄子の皮を取り除いてからとぎ汁に半日浸し、よく煮て食べるとよいとしています。皮を取り除いたりするのはちょっと面倒ですが、火を通すだけでも少しは寒性を和らげることができるかもしれません。

●たくさん食べ過ぎないことと、火の通った茄子であれば問題はなさそう

以上が茄子と冷えについての本草学的な考察ですが、茄子が健康を害する条件として、『証類本草』では「多食」というのをあげているように、同じものを連日のように沢山食

べ過ぎないというのがいちばん気をつけたいところです。

江戸時代の文献にあるように生食をする場合は少し冷やす作用が強そうですが、火の通った茄子料理を秋にちょっと食べるくらいは問題なく、女性でも特に気にせず食べてください。慢性的な下痢のある方は食べてみて症状が悪化しなければよいでしょうし、どうしても気になる場合は、薬味に温性のショウガをそえて食べるとよいでしょう。

6 ― それぞれの季節の暮らし方――冬

冬は万物が潜みかくれる季節で、水や大地も凍ります。陽気を乱さないようにし、夜は早く眠り、朝は日の出を待ってから起床し、情動を胸の奥に静かに保ち、寒さを避けて温まるようにし、汗をかかないようにし、気を尽き果てさせないようにしましょう。

『素問』四気調神大論より（筆者による意訳）

1◉冬の暮らし方

冬は夏とは正反対に静的にすごします。また、発汗するような運動も避けるべき季節で、これは、体の陽気は汗とともに発散されてしまうと考えられているからです。陽気は体表をめぐり、風や寒さから体を守る働きがあるので、冬に大きな役割をはたします。そのため、もし運動をするとしても大汗をかいて陽気を漏らさないようなゆるやかなものにしましょう。年間通してできる軽めの運動はウォーキングが最もよいですね。

睡眠時間も他の季節よりも多めに取るようにします。通勤や通学の時間帯は年間通して固定なので、なかなか自由にできないと思いますが、時間の許す場合は、自然にまかせて日の出ていない暗いうちから無理をして布団を出ることもありません。養生的には冬に布団のなかでグズグズするのは悪いわけではありません。年間を通して一年中朝から元気いっぱいでなくてもよいというわけです。

2◉こころの使い方——イベントの多い季節でもマイペースに静かにすごす

冬は基本的にこころも静かに過ごしましょう。イベントも多く、年末どうしても忙しくなりますが、周りの忙しさにかき乱されることなく、何事もあわてずマイペースにまったりと過ごしましょう。

仕事は会社の都合に合わせて行うとして、冬は個人的な目標達成のための構想を練ったり、知識を蓄えるための充電時期にしてもよいですね。春に何かを始め、夏までに軌道にのせ、秋までには何かしらの成果を出すようにし、冬に再度次のステップにすすむ準備をするといった感じに養生思想を応用するというのも悪くない方法です。

その際、立春や立夏など三か月に一回あるそれぞれの季節の変わり目の日に、前の三か月を振り返り、次の三か月の目標を立てて手帳などに書いておくのもよいでしょう。スピードが求められる時代ですが、短期的に結果のでるものばかり追い求めず、中長期でじっくり行うことを持っておくのも楽しいものです。

3◉衣服――首を守って風邪予防

風邪予防には規則正しい生活と食事、うがいや手洗い等色々あります。

これらは確かに効果的な予防法なのですが、常識的すぎていまさらここで言う必要性はまったくないと思います。

では、風邪の予防として東洋医学は何を伝えられるか。それは「首を守る」という考え方です。これについては皆さんご存じでしょうか。

何から首を守るかというと、東洋医学では「邪気」から首を守ると風邪予防になると考えられています。邪気という迷信じみたちょっと怖い言葉が出てきてしまいましたが、これは単純に寒さや暑さといった自然環境のことを指し、病の原因のひとつである外因のことです。

この外因としての自然環境は、大きく風・寒・暑・湿・燥の五つに分類され、五邪・外邪・邪気といった呼び方がされています。

邪気のせいで病気になるなんて説明されたら普通の現代人なら引いてしまう所ですが、現象としては冷えると体の具合が悪くなる、あるいは湿気の多い時期に体調を崩すといった類いの誰もが経験したことのあるものになります。

ちなみに、風邪症候群の多くはウィルス感染によって引き起こされるというのは現代人の常識ですが、東洋医学にも古くから伝染病の概念はあります。たとえば、『傷寒直格《しょうかんちょっかく》』という中国宋代の医学書では、熱病の原因のひとつとして「他人に因りて伝染す」とあり、伝染病の感染経路についても言及されています。また、江戸医学館の多紀元簡は、「病口鼻より入る」という記載のある歴代の医学文献について調査し、その著書である『医賸』に記録を残していたりもします。

話を邪気に戻しますと、風邪の症状を引き起こす邪気の種類は風寒《ふうかん》です。寒さが風とともにやって来て身体を攻撃するといった感じで、この風寒の邪気の攻撃目標として最も狙われやすいのが首になります。

つまり、首を露出しない事が風寒を防ぐことにつながります。そして、首を露出しない方法として最も単純かつ効果的なのはマフラーです。

冬になるとマフラーをしないで寒そうに歩いている方を見かけることがありますが、首を守るだけで寒さは半減できますから、マフラー派でない方もぜひマフラーで風寒から首を守ってください。冬の間はタートルネックもおすすめです。

また、発熱する前の段階の、風邪の引き始めもやはり首を中心とした肩背部にかけての張りや寒気から始まります。そういった症状が出た場合は、とにかく身体を温めましょう。ショウガやネギなどを使った料理など、身体を温める食べ物を意識的に食べてもよいですね。

●風邪の初期症状のお灸

東洋医学的にみると、風邪の場合は以下の三つが主な初期症状になりますが、このタイミングで自分に合った漢方薬を服用したり、お灸をしたりすると自覚症状の悪化が軽減されることがあります。

①さむけがする
②透明な鼻水がでてくる

③首すじや背中がこわばる

この風邪のひきかけの状態は、東洋医学では風寒の邪が体表に留まっている状態と考えています。そのため、治療のイメージとしては皮膚に留まった風寒を外に排出させなければいけません。

体表にとどまっている邪気は汗とともに発散されると考えられていて、家庭でできる方法としては、お灸や食物で体を温める方法が効果的です。食べ物は発汗作用のある「散」の性質のものがよく、手軽に入手可能なものとしては、ショウガやネギになります。お灸は以下の要領で行ってください。

●風邪症候群のお灸のツボ

せんねん灸などの家庭用のお灸で行います。熱さを感じない場合は、感じるまで重ねてお灸をしてください。

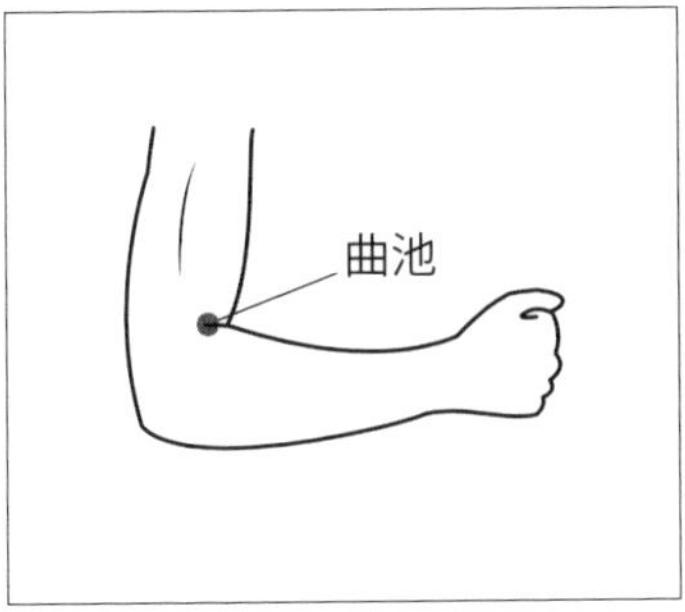

風邪のツボ：曲池

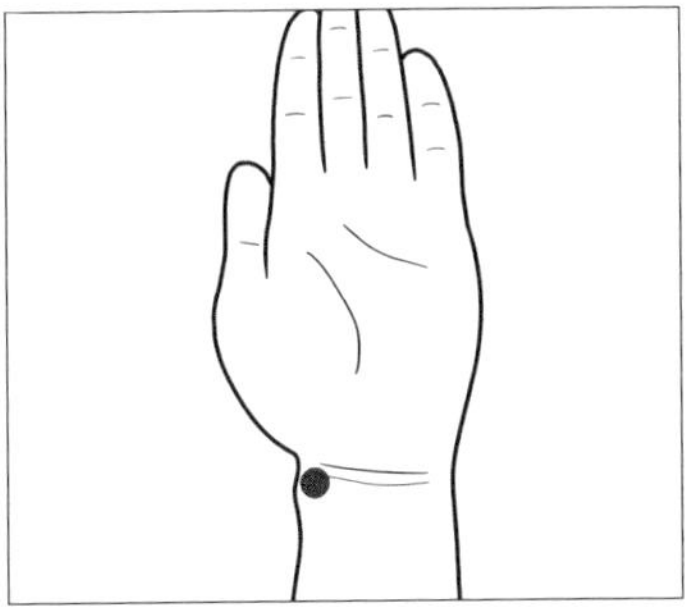
風邪のツボ：太淵

●風邪症候群のツボ療法
太淵：手首を曲げるとできるシワの親指側に取る。
曲池：肘を曲げるとできるシワの外端に取る。
大椎：首を前に曲げると現れる大きい骨の出っ張りの下に取る。

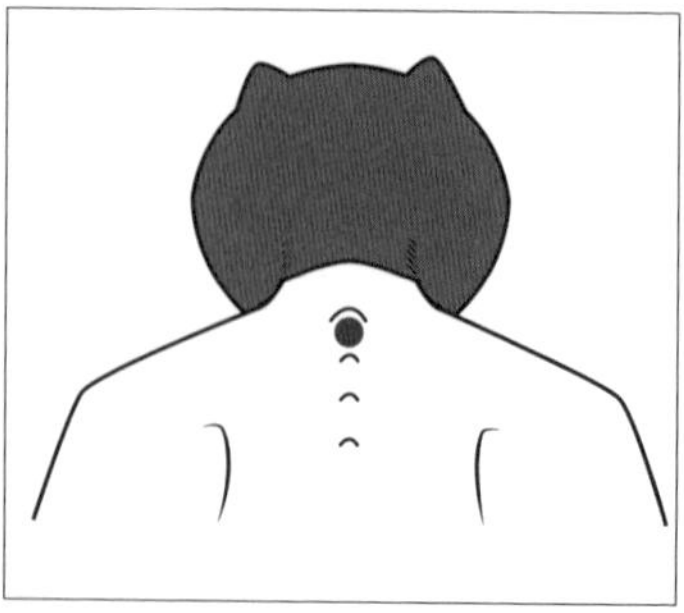
風邪のツボ：大椎

4◉食

●旬の野菜と果物

シュンギク（平）：心気を安らかにし、脾胃を養う。胃腸の流れをよくする。

ギンナン（平）：肺を温める。気を益す。咳。頻尿。『本朝食鑑』では小児がギンナンを多食すると「驚を発し、疳を引く」とあり、『本草綱目』にも「疳を引く」とある。これは、けいれんなどの症状が出るてんかん発作に似た症状であり、ギンナンの過食による中毒は現代でも報告されている。

ホウレンソウ（冷）：五臓の働きをよくし、胃腸の熱をとる。酒の毒を消す。食べ過ぎると大腸小腸を冷やしてしまうが、便が硬くなるタイプの便秘にはよい。『本草綱目』では根の部分の効果が高いとしている。

カキ（冷）：鼻や耳の通りをよくする。心肺を潤し、のどの渇きを止める。

ホシガキ（平）：生のカキよりも効果が高く、ホシガキにすることで冷やす性質がなくなる。疲労回復。腹部の宿血を消す。脾胃の働きをよくする。痰を消し、のどの渇きを止める。心肺を潤す。咳や声枯れにもよい。『本草綱目』では、ホシガキを入れたお粥は、鼻づまりや耳閉感によいとあり、子どもの秋の下痢にもよいとされている。耳閉感がある場合は、調味料に豆豉を入れるとある。

ユリネ（平）：腹の張り。胸の痛み。大小便を通じる。補中益気。むくみ。のどの腫れ。五蔵を養う。

ヤマイモ（温）：補中益気。めまい。気を下ろす。腰痛。火照り。胸部の不快感。五臓を補い、陰気を強める。

ダイコン（温）：痰を消し咳を止める。気を下ろす。消化を助ける。関節の動きをよくする。

レンコン（平）：渇きをとめる。留血を散らす。火照り。食欲不振。消化を助ける。下痢。酒の毒を消す。五臓を補う。

ミカン（冷）：胃腸の熱をとる。渇きをとめる。尿の出をよくする。

ユズ（冷）：消化を助ける。酒の毒を消す。胃腸の中の悪い気を取り去る。妊婦の食欲不振。皮にも消化を助ける作用や、胸部をすっきりさせたり、気を下ろす効果がある。『本朝食鑑』では、酒にユズの皮を浮かべる飲み方が記載され、酒を美味くするとしている。また、皮の寒熱の性質は『本草綱目』では平とされ、『本朝食鑑』では温とされている。

ゴボウ（平）：消渇。咳。十二経脈を通じ、五臓の悪気を洗う。

ネギ（温）：感冒時の頭痛やのどの痛み。目によい。五臓の働きをよくする。関節の動きを改善する。母乳の出をよくする。

●旬のさかな

カニ（冷）：五臓や胸の熱をとる。胃の働きをよくし、消化を助ける。経脈の流れをよくする。筋を養い、気を益す。

ナマコ（冷）：腎を滋養する。髪を黒くする。骨を丈夫にする。胸腹部の熱をとる。多食すると胃腸を冷やし下痢をしやすくなる。

フグ（温）：一切の冷性の症状によく、腹部の冷えの滞りや腹痛によい。婦人の腰痛。

アンコウ（平）：腎や胃を補い、腸を温める。筋骨によく、腰や膝を強くする。アンキモは温性。

カキ（温）：疲労回復。胃腸を調える。酔い覚まし。美肌。女性の血気を調える。
シジミ（冷）：熱気を下ろし、体の熱を去る。尿の出をよくする。酒の毒を消す。母乳の出をよくする。
タラ（平）：補中益気。食欲不振。消化を助ける。体内の水はけをよくする。
ブリ（温）：気血を滋養し潤す。

●血の状態を調えるレンコン

晩秋から冬にかけてが旬のレンコン。なんとなく身体に良さそうなイメージがありますね。

よく言われているのが、意外にもビタミンCが豊富だということです。どれくらい豊富かというと、たとえば文科省の『日本食品標準成分表2015年版（七訂）』では、茹でたレンコン一〇〇グラム中のビタミンC含有量は一八ミリグラムとのことで、これはレモン果汁一〇〇グラムの約三分の一に相当する多さになります。

また、食物繊維が豊富なので、便秘への効果も期待できます。さらに、胃などの粘膜を覆っているムチンも含まれているとのことで、胃の不調にもよいのかもしれません。

このように、レンコンは現代栄養学的にみてもかなり良さそうな食材ですが、東洋医学的にはどのような効果や性質があるのか本草書を調査してみました。

●レンコンは血の状態を調える食材、瘀血体質の人にもオススメ

レンコンにはさまざまな効能がありますが、その中でも血に対する作用が代表的です。第3章で瘀血という言葉をご紹介しましたが、覚えてらっしゃるでしょうか。瘀血は体内に滞って身体に害を与える血になりますが、レンコンはこの瘀血を散らす作用があるとのことです。では、なぜレンコンが血の病に用いられるようになったかというと、その理由となる逸話が記載されていたのでご紹介します。

宮中の食事を担当する役人が、血の煮こごりを作らせた際、料理人が誤ってレンコンの皮を血の中に落としてしまい、ついに血は固まることがなかった。

参考文献：『経史証類大観本草』巻二十三、果部

このように、レンコンは婦人科系の症状の原因となる瘀血解消の食材なので、女性にとってもよいということになります。実際に、産後に食べるとよいとされ、骨折などの怪我の内出血の治療にも使われていたようです。

●牡蠣《かき》は女性と酒飲みの強い味方

冬に食卓に並ぶ機会の増える牡蠣。海のミルクとも言われ、牡蠣に豊富に含まれるグリコーゲンは疲労回復によいとされ、牡蠣からはなんと鉄分や亜鉛なども摂ることができます。漢方の世界でも牡蠣の名のついた処方が多数ありますが、この場合の牡蠣はもっぱら殻のことを指しています。

では、薬用の殻ではなく、私たちの食卓に並ぶ牡蠣の肉の部分にはどのような効果があるのでしょうか?

●本草書に記載される牡蠣の5大効果——牡蠣は女性と酒飲みの味方

牡蠣の肉の部分の効果についてもうお馴染みの『証類本草』を調べてみますと、やはり薬用に使用される殻の効能がメインでしたが、肉についても少し触れていました。主な効果は簡単にまとめますと以下の五つです。

①疲労回復:本草書の中には「虚損」と記載されていて、現代同様に疲労回復効果が見込まれます。

②胃腸を調える：本草書中には「調中」と記載され、これは胃腸の流れをスムーズにするということです。

③酔い醒まし：ショウガとお酢で牡蠣を生食すると、飲酒後の火照りやのどの渇きを止めるとされています。飲酒によってアルコール分解に必要な亜鉛が消費されますが、なんとお酢に含まれるクエン酸は亜鉛の吸収を助けるとされているので、昔から伝わるこのお酢と牡蠣の組み合わせは大変理にかなっているということです。

④美肌：原文には「肌膚を細やかにし、顔色を美しくす」とあり、今風に言うと美肌効果があるということです。また、丹毒という重い皮膚病にも効果があると考えられていたようです。

⑤女性の血気を調える：女性にとって血気の不調和は子宮の働きなどを低下させる原因になりますが、牡蠣の肉はそれを調える作用があるとされます。

牡蠣は疲労回復以外にも美容効果や女性の体調を整えるのにも良いとされているようでした。飲酒時に食べるとよいというのはお酒好きの牡蠣好きの方にとっては嬉しい情報ですね。調理方法も豊富で飽きが来ない食材なので、冬の食卓のレギュラーメンバーにしてはいかがでしょうか？

●大根のどシロップの作り方

大根は本草学的に見ると、咳や痰を止めるのに良いとされ、のどがちょっと気になったり、軽いヒリヒリした痛みが出てきた時、以下にご紹介するのどシロップをティースプーンなどですくってこまめに嘗めるようにすると、いつの間にか症状が治まっていたりします。風邪を悪化させない方法のひとつとして、ぜひお試しください。

●作り方

材料：材料は大根と蜂蜜だけ。

手順1：大根をサイコロ型に切り、タッパーなどの容器に入れます。

手順2：その上から蜂蜜をたらし、そのまま冷蔵庫で二時間ほど寝かせます。

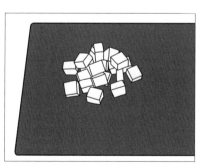

サイコロカット図：適当な大きさに切ります

手順3：大根から汁がにじみ出しますので、それをティースプーンなどですくって嘗めてください。少し置くとタクワンのような匂いがしてきてしまうので、その日うちに使い切ることをお勧めします。

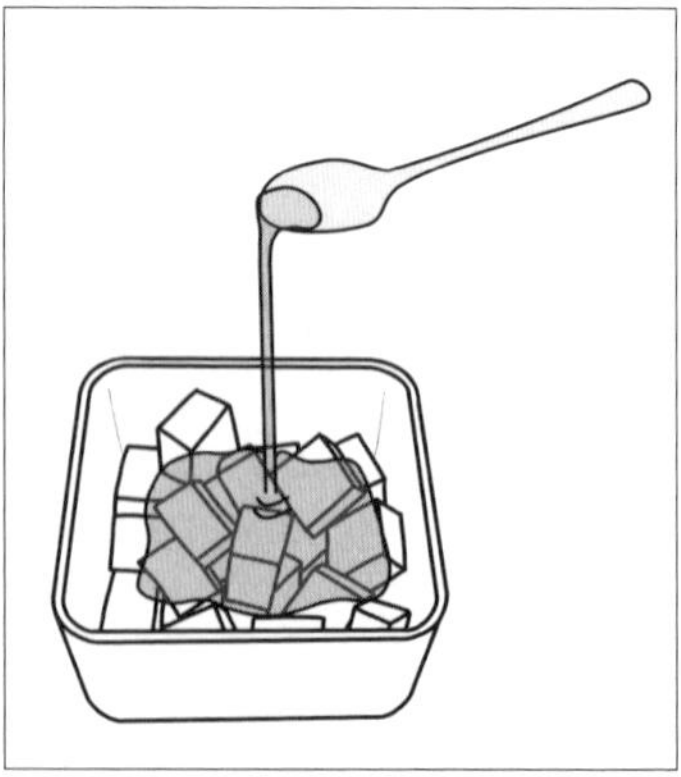
蜂蜜がけ図：蜂蜜は全体を覆う程度で

●シナモンココアの効能

チョコレートの健康効果は心血管系疾患の予防などたびたび目にすることがありますが、その際、注意事項として必ず糖分や高カロリーの問題が挙げられ、総合的に考えると絶対的に良いものとは言い切れないという結論になっていることが多いでしょう。

基本的にはミルクチョコレートやホワイトチョコレートにはそれほど高い効果は期待できず、やはりカロリーの過剰摂取の問題もクリアされているダークチョコレートが一番なのですが、甘党の人間からするとはっきり言って美味しくはありません。

そこで、そもそもチョコの原料は何かと考えますと、カカオになります。実際、チョコレートの健康効果を説明する記事をよく読むと、カカオポリフェノールの効能の話であることがほとんどです。

では、チョコ以外でカカオが主役のものといえば、ココアがすぐに思いつきます。ココアであれば自分で甘さをコントロールできて、もっと効率よくカカオを摂取できるのではないでしょうか。

そういうわけで、私自身もよくココアを飲むのですが、本草学の知恵を使って、健康効果を増すちょっとしたアイデアをご紹介します。

●ココアにシナモンを加えることの効能

そのアイデアとは、ココアを飲むときにシナモンを加えることです。

コーヒーや紅茶に入れて飲む方も多いので、斬新とはいえませんが、実はシナモンは漢方の生薬である桂皮に相当し、さまざまな漢方薬に配合されているもので、それを加えることはすごく良いアイデアだと思います。

この桂皮は、本草学的には肺や咳によく、発汗作用があり、血脈を通じさせ、頭痛や腰痛などにもよいとされています。性質は大熱に分類されているので、身体を温める作用が強いこともわかります。継続して服用してもよいとされてもいます。

●シナモンの過剰摂取は肝障害を引き起こすので注意

ひとつ注意したいのは、シナモンの度を過ぎた過剰摂取です。シナモンにはクマリンという物質が含まれているようで、過剰摂取すると肝障害を起こすとされています。

実際にどれくらいの量が過剰摂取にあたるかは、東京都健康安全研究センターの調査には次のように記載されています。

スパイスのTDI相当量はセイロンで平均360g、カシアで平均1・5gであった。これらのことから、香辛料として通常の食事をする限りでは、TDIを超えることはないと考えられる。

（「シナモン含有食品のクマリン分析法及び実態調査」東京都健康安全研究センター研究年報 第59号。TDIとは耐容一日摂取量のこと）

つまり、セイロンシナモンのパウダーの場合は、通常の食事をする限りでは過剰摂取に相当する量を超えることはないと考えられます。

たとえば、セイロンシナモンが小瓶一本に二〇グラム程度入れられて販売されていることを考えると、一八本を一気に摂取した場合に許容量を超えることになりますので、普通はまず安全といえます。ただ、カシアという種類のシナモンのＴＤＩは一・五グラムなので、たくさんふりかけ過ぎないようにしましょう。お菓子などでもＴＤＩを超えることはまずなく、危ないのはサプリメントの摂取の時だそうです。

また、妊娠中のシナモン摂取については、『証類本草』にある効能の中に「堕胎」という二字が見られるので、スパイスとして少し取る程度なら問題なさそうですが、妊婦さんが健康のためにサプリメントなどから積極的にとるべきものではないでしょう。

●ココアは純ココアを選択し、甘みは純はちみつで調整するのがおすすめ

ココアはスーパーなどで簡単に入手できますが、実はココアという名で売っている物の中には、砂糖とミルクがたっぷりと入ったものがあります。カロリーの事を考えると余計なものはいらないので、ご購入の際は純ココアを選びましょう。

ただ、純ココアはまったく甘さがなく、そのままお湯に溶いただけだと飲めたものではありません。お好みの量の砂糖を加えたりしてもよいですが、個人的にはハチミツがお勧めです。ちなみに、ハチミツにも砂糖水とブレンドされた偽物と、純ハチミツがあるので、ピュアな方を選択しましょう。

牛乳を入れるかどうかは好みが分かれる所ですが、ハチミツと純ココアの相性はたいへ

ん良く、お湯で溶くだけでも十分美味しく飲むことができます。

●冷え性の方におすすめ

さて、そういうわけで、ココアにシナモンを加えることで、より健康効果が得られるのですが、特に冷えた身体を温めたい時におすすめです。なんとシナモンは、生薬の中でも葛根湯などの風邪の治療に配合されるものなので、冬場にちょっとゾクゾクする時にもよいでしょう。継続して飲めば体温が上がっていくことも期待できるので、冷え性の方は是非お試しください。

●風邪の引きはじめに食べたい、ネギおじや

風邪をひいたときにネギや生姜を食べるという方は多いでしょう。

これらの食材は本草学では体を温めて発汗作用のあるものとされ、東洋医学的には特に風邪の初期の寒気がする時や、汗をかいて熱を発散させたい時に有効であると考えられています。

ただ、実際にネギや生姜を風邪の時にどのようにして食べればよいかというと、少し迷ってしまう方もいらっしゃると思いますので、江戸時代の本草書の『本朝食鑑』からネギを

使った簡単な薬膳レシピをご紹介します。

まずは『本朝食鑑』の原文をみてみましょう。巻3の一番はじめに収録されている食材が長ネギになりますが、そこにある附方の「感冒頭痛」に以下のような記載があります。

汗無き者は、味噌を用いて飯及び生葱の葉根を煮て粥と作（な）し、熱に乗じて食して汗を取る。

（「汗を取る」は原文では「汁を取る」と記載されていたが、『傷寒論』や『金匱要略』などの漢方関係の文献では発汗を促すという意味で「汗を取る」という用例があり、恐らく「汗」を誤って「汁」としたものだと判断し改めた）

以上がネギ味噌粥のレシピになりますが、このレシピは正確には風邪で頭痛がする時のためのものです。ただ、葱の本草学的な効果から考えると、次のような一般的な風邪の初期症状にも適用できると考えられます。

- 寒気がする
- 風邪気味で熱っぽく汗をかいていない状態

●ネギのその他の効能——母乳の出が悪いときにも

ネギのその他の効能としては、『本草綱目』によれば、「肺の菜なり。肺病は宜（よろ）しくこれを食すべし」とあります。また、「乳汁を通ず」とも記載され、母乳の出の悪い時にもよいとされています。

●ネギおじやの作り方

それでは、実際に『本朝食鑑』に記載されるレシピを参考にした「おじや」の作り方をご紹介します。原文では「お粥」となっていますので、お手間でなければお粥でもよいでしょう。

［材料（一人前）］

材料は軽量スプーンなどを使うのは面倒な方のために、かなりざっくりとしていますが、以下の通りです。やや薄めの味付けなので、濃い味がお好きな方はお好みで加減してください。ネギは根もとの部分と葉の緑色の部分を使うとされていますが、根もとの部分がすでにない場合は白い部分だけでも十分温まります。

ご飯：一膳
ネギ：白い部分と緑色の部分をそれぞれ手の横幅くらい（七〜八センチメートル）
水：ご飯茶碗一杯分
味噌：ティースプーン一杯

［調理法］
1：ネギを輪切りに刻む
ネギを刻みます。包丁やまな板を使うのが面倒くさい場合はキッチンばさみを使ってもよいでしょう。
2：ご飯茶碗一杯分の水を沸騰させ、ネギと味噌を投入する
先にご飯を入れるとネギに火が通りづらくなりそうなので、まずは葱と味噌を投入。
3：少ししたらご飯を投入してできあがり
煮込みすぎるとネギの効果が薄れてしまうので、ほどほどのところで火を止め、熱いうちに食べましょう。

●風邪の時のネギの食べ方としては最もオススメ

冬のネギは凍葱などとも呼ばれていたようで、効果的にも他の季節に収穫されるものよりよいとされています。今回ご紹介したレシピは誰でも短時間で作れるのがポイントなので、寒い時期はネギを常備しておいて、寒気がして風邪っぽいなと思った時にすぐに食べられるようにしましょう。少し手間が増えますが、お好みで鰹節やすりゴマなどを散らすと美味しさがアップします。なお、養生学的には冬に汗をかきすぎるとよくないと考えられているので、食べ過ぎにはご注意を。

おわりに

本書は健康法を紹介する本ではありますが、アンチエイジングや病気知らずの体を目指すことを目的としていません。体の弱い人がそこそこの健康を維持しながら、いざ病気になっても軽くすむようにしたり、ふたたび立ち上がれるようにするという、やや控えめですが現実的なことを目的として書きました。

なぜならば、そもそも人類史上、老いや病を克服できたことは一度もなく、不老や無病を目指すことは本来無理なことだからです。

つまり、効率よく健康になるためには、現実的でない完璧な健康や老いない体を求めて消耗するのではなく、病気や体の衰えを必ずやってくるものとしてとらえ、それをどう乗り越えていくかに意識を向けるべきだということです。

そのモデルケースとして、生来病弱で、たびたび病気になりながらも養生法を駆使して乗り越え、結果的に誰よりも健康的に充実した一生を送った貝原益軒をご紹介しました。今体が弱い方も、将来重い病気になって早死にするなどと思い込まず、もっと心を楽にしていただければと思っています。

また、本書は睡眠に関することをメインのテーマにしていますが、この眠りに関しても同じことが言え、子どものころのような完璧な深い眠りではなく、睡眠は年齢相応に乱れるのが普通であると割り切るかわりに、質をあげてカバーしましょうということを提案させていただきました。第2章でご紹介した「おやすみ呼吸体操」は、毎日行うと睡眠だけでなくきっと色々な変化がおきてくるでしょう。

何事も成果を出すにはコツコツ積み重ねることが肝心です。ご紹介した東洋医学的な養生法は、安心して一生のお付き合いができるパートナー的な健康法として、効果的でかつ継続しやすいシンプルなものを選んであります。養生法は季節ごとに違いますので、本書を手に取りやすい場所に常備して、ぜひ季節の変わり目に読み返してみてください。

東洋医学は江戸時代までは医学の主流でした。長い歴史の流れからみれば、現在は江戸時代から一五〇年ほどしか経っておらず、文明は飛躍的に発展しても人々は同じように病に苦しんでいます。昔の人も精神的なストレスによって体に不調をきたしたり、過労で病気になったりと、本質的な部分はそれほど変わらないのです。

話は変わりますが、いつの時代にも猫好きはいたようで、江戸時代の絵本には、『朧月猫の草紙』という着物を着た擬人化した猫たちの物語があります。私が個人的に猫好きな関係で、本書でも猫の姿をした謎のおじさんがたびたび登場しますが、猫好きという点でも江戸時代の人と現代人は似ているのかもしれません。

さいごに、私は二〇代前半から東洋医学的な養生法を世に広めたいと思い、ウェブサイトなどを通じて小さな活動を続けてきましたが、このような貴重な機会を与えてくださった晶文社の江坂祐輔さんには心より感謝申し上げます。

また、実は本書のイラストはすべて私が描いておりまして、自分にとってはこちらもかなり挑戦的な仕事になりました。「おやすみ呼吸体操」などのポーズは、実際に妻や子どもにリビングでやってもらい、それを見ながらスケッチしたりと、家族の協力なしではやり抜くことはできなかったと思います。

それでは、私もまだ四〇代なので、これからも養生を続けて、本書を手に取っていただいた皆さんと一緒に健康的で充実した人生を送ることができたらと思っています。

二〇一八年五月吉日

成鍼堂　宮下宗三

猪胤昌『達生録』(京都大学附属図書館富士川文庫所蔵)
唐慎微『経史証類大観本草』(柯氏本、正言出版社・台湾、1978)
『難経集注』(慶安本、大東文化大学人文科学研究所・研究報告書2、1998)
西垣晴次『ええじゃないか』(新人物往来社、1973)
西野精治『スタンフォード式　最高の睡眠』(サンマーク出版 、2017)
新渡戸稲造『修養』(たちばな出版、2002)
人見必大『本朝食鑑』(国立国会図書館所蔵)
馮應京『月令広義』(国立公文書館内閣文庫所蔵・林羅山旧蔵本)
平野重誠、小曽戸洋(監修)、中村篤彦(監訳)、看護史研究会(翻刻・訳注)『病家須知』(農山漁村文化協会、2006)
藤谷俊雄『「おかげまいり」と「ええじゃないか」』(岩波書店、1968)
松尾芭蕉、萩原恭男(校注)『おくのほそ道 付 曾良旅日記 奥細道菅菰抄』(岩波書店、1991)
真柳誠『黄帝医籍研究』(汲古書院、2014)
森立之『素問攷注』(黄帝内経古注選集、オリエント出版社、1985)
柳谷素霊『最新鍼灸医学摘要』(東洋鍼灸専門学校、1988)
山崎光夫『老いてますます楽し』(新潮社、2008)
山本玄通『鍼灸枢要』(鍼灸臨床古典全書、オリエント出版社、1997)
楊士瀛『仁斎直指』(早稲田大学図書館所蔵)
楊上善、佐合昌美(校正)『黄帝内経太素新新校正』(日本内経医学会、2009)
楊上善『黄帝内経太素』(東洋医学善本叢書・仁和寺本、東洋医学研究会、1981)
李時珍『本草綱目』(国立公文書館内閣文庫所蔵)
李時珍『本草綱目』(上海図書館所蔵金陵本、上海科学技術出版社・中国、1993)
李東垣『脾胃論』(国立公文書館内閣文庫所蔵・江戸医学館旧蔵本)
李鵬飛『三元参賛延寿書』(北京図書館古藉珍本叢刊・胡文煥刻本、書目文献出版社・中国)
劉完素『傷寒直格』(国立公文書館内閣文庫所蔵・江戸医学館旧蔵本)
『呂氏春秋』(東京大学東洋文化研究所所蔵・明刊本)
Linde K, Allais G, Brinkhaus B, Fei Y, Mehring M, Vertosick EA., Vickers A, White AR. : Acupuncture for preventing migraine attacks. Cochrane Database of Systematic Reviews, 2016
厚生労働省『VDT作業における労働衛生管理のためのガイドライン』
http://www.mhlw.go.jp/file/06-Seisakujouhou-11200000-Roudoukijunkyoku/0000184703.pdf
厚生労働省『平成27年「国民健康・栄養調査」の結果』
http://www.mhlw.go.jp/stf/houdou/0000142359.html
東京管区気象台『東京における雷日数や真夏日等の日数の変化』
http://www.jma-net.go.jp/tokyo/sub_index/tokyo/kikou/t_ts/t_ts.html
独立行政法人労働政策研究・研修機構『国際労働比較2016』
http://www.jil.go.jp/kokunai/statistics/databook/2016/index.html
NATIONAL SLEEP FOUNDATION RECOMMENDS NEW SLEEP TIMES
https://sleepfoundation.org/satisfaction

参考文献一覧

安藤憲孝『日本一長生きした男 医師 原志免太郎』(千年書房、1996)
石田秀実『中国医学思想史』(東京大学出版会、1992)
稲葉文礼『腹証奇覧』(京都大学附属図書館富士川文庫所蔵)
井上忠『貝原益軒』(吉川弘文館、1989)
ウィリアム・C・デメント『ヒトはなぜ人生の3分の1も眠るのか?』(藤井留美訳、講談社、2002)
小野蘭山『本草綱目啓蒙』(平凡社、1991)
貝原益軒、石川謙(校訂)『養生訓・和俗童子訓』(岩波書店、1961)
貝原益軒『寛文日記』(九州史料叢書・益軒資料、九州史料刊行会、1955)
貝原益軒『大和本草』(九州大学附属図書館所蔵)
貝原益軒『頤生輯要』(国立公文書館内閣文庫所蔵・昌平坂学問所旧蔵本)
香月牛山、酒井シヅ(監修)、中村節子(翻刻・訳注)『老人必用養草』(農山漁村文化協会、2011)
川喜田健司・矢野忠編集『鍼灸臨床最新科学』(医歯薬出版、2014)
蒲虔貫『保生要録』(気功・養生叢書、上海古藉出版社・中国、1990)
『黄帝内経霊枢』(明刊無名氏本、日本内経医学会)
小坂元祐『鍼灸備要』(鍼灸臨床古典全書、オリエント出版社、1988)
小曽戸洋、天野陽介『鍼灸の歴史』(あじあブックス、大修館書店、2015)
小曽戸洋『新版 漢方の歴史』(あじあブックス、大修館書店、2014)
小曽戸洋『中国医学古典と日本』(塙書房、1996)
小林一茶、矢羽勝幸(校注)『父の終焉日記・おらが春 他一篇』(岩波書店、1992)
胡澍『内経素問校義』(珍本医書集成、上海科学技術出版社・中国、1985)
山東京山、歌川広重(画)『養生手引草』(国立国会図書館所蔵)
山東京山、歌川国芳(画)、金子信久(訳著)『おこまの大冒険』(パイ　インターナショナル、2013)
渋江抽斎『霊枢講義』(黄帝内経古注選集、オリエント出版社、1985)
『重廣補注黄帝内経素問』(顧従徳本、天宇出版社・台湾、1989)
祝允明『読書筆記』(中華書局・中国、1985)
朱丹溪『丹渓朱氏脈因証治』(国立公文書館内閣文庫所蔵・江戸医学館旧蔵本)
朱丹溪『丹渓心法附余』(国立公文書館内閣文庫所蔵・江戸医学館旧蔵本)
J・カバットジン『マインドフルネスストレス低減法』(春木豊訳、北大路書房、2007)
『小兒衛生總微論方』(文淵閣『四庫全書』所収)
徐春甫『古今医統大全』(京都大学附属図書館富士川文庫所蔵)
鄒鉉『寿親養老新書』(文淵閣『四庫全書』所収)
青壹莲「甩手运动配合缩唇腹式呼吸对COPD稳定期患者生活质量影响」(『微创医学』、2015年第10巻第6期)
薛瑄『薛文清公讀書録』(中華書局・中国、1985)
巣元方『諸病源候論』(東洋医学善本叢書、東洋医学研究会、1981)
孫思邈『備急千金要方』(江戸医学館模刻本、人民衛生出版社・中国、1998)
多紀元簡『医賸』(近世漢方医学書集成・多紀元簡、名著出版、1980)
丹波康頼『医心方』(浅倉屋本、人民衛生出版社・中国、1996)
チャディー・メン・タン『サーチ・インサイド・ユアセルフ』(英治出版、2016)
張介賓『景岳全書』(上海科学技術出版社・中国、1995)
張三錫『医学六要』(国立公文書館内閣文庫所蔵・江戸医学館旧蔵本)
沈寿「甩手运动的反思」(『体育文史』、1989年6期)
陳言『三因極一病証方論』(東方医学善本叢刊、オリエント出版社、2001)
陳自明『婦人良方大全』(京都大学附属図書館富士川文庫所蔵)

【著者について】

宮下宗三（みやした・そうぞう）

1977 年生まれ。成鍼堂治療院院長。
平成 10 年にはり師、きゅう師、あん摩・マッサージ・指圧師免許取得。同年、宮下鍼灸院開始。平成 12 年に中華人民共和国、北京大学に1年間留学。平成 19 年に成鍼堂治療院開院。平成 16 年から同 23 年まで日本伝統鍼灸学会理事。平成 16 年から同 25 年まで東洋鍼灸専門学校にて非常勤講師をつとめ、1000 名余りの学生を指導。新医協東京支部鍼灸部会 - 学術部長・臨床講座講師・医古文講座講師。日本伝統鍼灸学会評議員。
著書に『鍼灸師・マッサージ師になるには』（なるには BOOKS、ぺりかん社、2009 年）。所属団体・学会:新医協東京支部鍼灸部会、全日本鍼灸学会、日本伝統鍼灸学会、日本内経医学会、漢字文献情報処理研究会等。

家庭の東洋医学　https://seishindo.info/katei-list/

江戸《えど》の快眠法《かいみんほう》
――東洋医学《とうよういがく》で眠《ねむ》れるからだを作《つく》る

2018年6月10日　初版

著者　宮下宗三

発行者　株式会社晶文社
〒101-0051　東京都千代田区神田神保町1−11
電話　03-3518-4940（代表）・4942（編集）
URL　http://www.shobunsha.co.jp

印刷・製本　株式会社太平印刷社

ISBN978-4-7949-7029-9　Printed in Japan

好評発売中

薬草のちから
新田理恵

むくみが取れ、肌がつやつや、お腹も整う。男性も女性も元気になる！　ドクダミ、ハブ草、ヨモギ、葛。古来、医食同源として最も身近で暮らしと健康を支えた植物たちの「ちから」をレシピと合わせて紹介。伝統薬草茶を伝える著者からの薬草文化の新しい提案。

退歩のススメ
藤田一照×光岡英稔

一歩下がることからはじめる生き方のすすめ。からだの声を聞かなくなって久しい現代。女性が米俵5俵担ぎ、男性は馬での行軍に徒歩で3日3晩随走できたという時代は過去となり、もはや想像もつかない。禅僧と武術家が失われた身体観について実践的に語る。

【増補新版】FLOW
尹雄大

中国の伝説的武術家、王薌齋によって示された人間本来の「自然」を発見する道。光岡英稔氏との出会いから韓氏意拳を学び始めた著者が、稽古の日々から思索を辿る。

［監修］光岡英稔［推薦］赤坂真理、内田樹［解説］甲野善紀

しゃがむ力
中村考宏

きちんと踵をつけてしゃがめますか？　生活習慣の欧米化などの結果、いま、しゃがめない人が増えています。本書では「しゃがむ」＝「スクワット」という動作を徹底的に分解して、身体を整えていく簡単な方法を丁寧に紹介する。

輪ゴム一本で身体の不調が改善する！
佐藤青児

腰痛、肩こり、むくみ、姿勢の悪さ、など諸々の不調は「輪ゴム」を足の指にかけると改善する！「耳たぶ回し」で大注目のさとう式リンパケアが、今度は、10秒でできる筋トレ、呼吸だけで元気になる秘訣など、ボディワーク（体の使い方）に革命を起こす。

ねじれとゆがみ
別所愉庵

からだの「つり合い」取れてますか？　崩れたバランスから生まれる「ねじれ」や「ゆがみ」。それらが軽く触れたり、さすることで整うとしたら……。療術院の秘伝を図解入りで一挙公開。寝転んだままで簡単にできる「寝床体操」も特別収録。【大好評四刷】